Le diete chetogeniche

Protocolli e applicazioni

Roberto Uliano

LE DIETE CHETOGENICHE

DALLO STESSO AUTORE

La TUA dieta: Dalla motivazione alla flessibilità metabolica.

Nutrire la fertilità: Il ruolo dell'alimentazione nella ricerca della gravidanza

Inquadra il QR code per acquistare la versione originale

Copyright © Roberto Uliano

Prima edizione: gennaio 2023

Tutti i diritti riservati.

Codice ISBN: 9798373159784

Foto copertina © Shutterstock

Lo scopo di questo libro è puramente didattico. Non rappresenta consigli medici e non si sostituisce in alcun modo alle figure professionali di competenza. È opportuno richiedere un parere medico e del nutrizionista specializzato prima di iniziare un qualsiasi regime alimentare.

Ringrazio la MEDICARB per avermi fornito le schede tecniche dei prodotti per la creazione di alcuni protocolli presenti in questo libro.

Ai miei pazienti che attraverso l'alimentazione ritrovino un nuovo benessere

LE DIETE CHETOGENICHE

INDICE

INTRODUZIONE 7
1 LA STORIA DELLE DIETE CHETOGENICHE 8
2 COSA SONO LE DIETE CHETOGENICHE 13
3 IL PROTOCOLLO VLCKD 23
4 IL PROTOCOLLO BLACKBURN 39
5 LA DIETA VLCKD ALIMENTARE 41
6 LA DIETA CHETOGENICA STANDARD HI-FAT 49
7 LA DIETA CHETOGENICA CICLICA 53
8 LE DIETE CHETOGENICHE CON PASTI SOSTITUTIVI 57
9 DOMANDE FREQUENTI SULLE DIETE CHETOGENICHE 62
10 APPLICAZIONI DELLE DIETE CHETOGENICHE 70
11 RICETTE CHETOGENICHE 92
11 MENU SETTIMANALE HI-FAT 145
12 DIETA CHETOGENICA MEDICARB 148
CONCLUSIONI 152

INTRODUZIONE

Seppur la dieta chetogenica è arrivata alla ribalta nell'ultimo decennio grazie alla sua efficacia nella perdita di peso, questa metodologia dietetica nel 2021 ha spento 100 candeline.

Sono tantissime le persone che nel corso degli ultimi anni, dopo essersi avvicinati ad una dieta chetogenica con lo scopo di dimagrire, decidono di proseguire questo protocollo, come un vero e proprio stile di vita.

Il senso di benessere, il vigore, la lucidità mentale e il controllo alimentare che derivano da uno stile alimentare chetogenico difficilmente porta a desiderare un ritorno ad una "normale alimentazione" nelle persone che l'hanno sperimentato.

Questo libro pone le basi per la conoscenza dei protocolli chetogenici e le sue applicazioni nelle varie patologie affinché si possa scegliere quello più adatto alle proprie esigenze. I capitoli finali sono dedicati all'approfondimento di ricette chetogeniche e menu settimanali.

1 LA STORIA DELLE DIETE CHETOGENICHE

La storia delle diete chetogeniche inizia con l'osservazione che il digiuno potesse essere utile per curare alcune patologie, in particolare l'epilessia.

Il primo uso moderno della chetosi da digiuno come trattamento per l'epilessia fu riferito da una coppia di medici parigini, Gulep e Marie, nel 1911. Trattarono 20 bambini e adulti con epilessia riferendo che le convulsioni erano meno gravi durante tutto il trattamento. Non furono però presentati dettagli sul tipo di protocollo effettuato.

I primi resoconti sugli effetti del digiuno furono rdocumentati all'inizio del 900: il primo era un rapporto su un paziente di un medico osteopatico, il dottor Hugh W. Conklin, di Battle Creek, Michigan; e il secondo riguardava Bernarr Macfadden. Macfadden era un guru del fitness e genio dell'editoria della prima parte del XX secolo. Consigliava ai lettori come crescere muscolarmente, come migliorare la propria salute e come affrontare la malattia. Ogni numero della sua rivista, Physical Culture, riportava articoli su uomini e donne malati che diventavano sani, forti e belli grazie a una corretta alimentazione e all'esercizio fisico. Alla fine della Prima guerra mondiale, la tiratura della rivista aveva raggiunto le 500.000 copie. Macfadden affermava che il digiuno da tre giorni a tre settimane poteva alleviare e curare praticamente qualsiasi malattia, inclusa l'epilessia. Era riconosciuto a livello nazionale e nel 1931 cercò di ingraziarsi il candidato presidenziale, Franklin D. Roosevelt, per essere nominato primo Segretario alla Salute.

Il dottor Conklin iniziò come assistente di Macfadden e adottò il suo metodo di digiuno per curare vari disturbi. La pratica del digiuno del Dr. Conklin per curare l'epilessia e i suoi risultati attirarono l'attenzione di un altro pioniere nello studio dell'epilessia, H. Rawle Geyelin, un endocrinologo del New York Presbyterian Hospital. Il Dr. Geyelin riferì per la prima volta alla Convenzione dell'Associazione Medica Americana nel 1921 la sua esperienza con il digiuno come trattamento dell'epilessia. Il dottor Geyelin è stato il primo a documentare in modo scientifico il miglioramento cognitivo riscontrato con questo protocollo.

Il successo dei risultati del dottor Conklin con il digiuno si diffuse rapidamente e nel 1941 raggiunse un posto di rilievo nel famoso libro di testo di Penfield ed Erickson sull'epilessia del Montreal Neurologic Institute.

All'inizio degli anni '20, i dott. Cobb e Lennox della Harvard Medical School iniziarono a studiare gli effetti della fame sull'epilessia. Sono stati i primi a notare che il miglioramento delle crisi si verificava tipicamente dopo 2-3 giorni. Lennox documentò che il controllo delle convulsioni avveniva attraverso un cambiamento del metabolismo corporeo e che la semplice assenza di cibo o la carenza di carboidrati nel corpo costringeva il corpo a bruciare i grassi.

Nel 1921 furono fatte due osservazioni fondamentali. Woodyatt notò che l'acetone e l'acido beta-idrossibutirrico, due corpi chetonici che si producono durante il digiuno, comparivano in un soggetto normale a causa della fame o di una dieta a basso contenuto di carboidrati e un alto contenuto di grassi. Allo stesso tempo, il dottor Wilder della Mayo Clinic propose che i benefici del digiuno potevano essere simulati anche in altri modi non solo con il digiuno. Wilder propose di provare una dieta chetogenica in una serie di pazienti con epilessia. Suggerì che la dieta poteva essere efficace quanto il digiuno e differentemente da esso poteva essere mantenuta per un periodo di tempo molto più lungo. Wilder successivamente riferì di riuscire a trattare i pazienti con questa dieta produttrice di chetoni presso la Mayo Clinic e coniò il termine "dieta chetogenica". La dieta era costituita da 1 g di proteine per chilogrammo di peso corporeo, 10-15 g di carboidrati al giorno e il resto delle calorie dai grassi.

L'uso della dieta chetogenica è apparso in quasi tutti i libri di testo sull'epilessia dei bambini tra il 1941 e il 1980. La maggior parte di questi testi conteneva capitoli completi che descrivevano la dieta, spiegando come avviarla e come calcolare i macronutrienti.

Per tutti gli anni '20 e '30, la dieta chetogenica è stata ampiamente utilizzata. Nel suo libro di testo del 1972, il prof. Livingston, al Johns Hopkins Hospital, riportò i risultati della dieta in oltre 1.000 bambini con epilessia che aveva seguito nei decenni precedenti. Evidenziò che il 52% aveva il controllo completo delle crisi e un ulteriore 27% aveva migliorato il controllo.

Quando Merritt e Putnam scoprirono la difenilidantoina nel 1938, l'attenzione dei medici e dei ricercatori si spostò dalla dieta chetogenica ai nuovi farmaci antiepilettici. Era iniziata una nuova era della terapia medica per l'epilessia e la dieta chetogenica cadde nel dimenticatoio.

Nel 1961 fu scoperta anche una nuova molecola per la cura dell'epilessia: il valproato di sodio.

Nel tentativo di portare alla ribalta la dieta chetogenica classica che era poco palatabile e di difficile aderenza, ma che era importante nel trattamento degli epilettici resistenti alle cure dei farmaci antiepilettici, il Dr. Peter Huttenlocher, dell'Università di Chicago, nel 1971 introdusse una dieta chetogenica a base di olio di trigliceridi a catena media (MCT), consentendo una minore restrizione degli alimenti a base di carboidrati.

In quegli anni una carenza di dietisti adeguatamente formati fece sì che la dieta chetogenica fosse spesso implementata senza un calcolo corretto, portando alla percezione che la dieta fosse inefficace. La dieta chetogenica fu sempre più abbandonata.

Una sera del 1994, un famoso programma della TV nazionale americana, mandò in onda la storia di Charlie Abrahams, un bimbo di due anni affetto da una gravissima epilessia intrattabile farmacologicamente, che era stato curato con la dieta chetogenica alla Johns Hopkins University. Charlie era il figlio del regista americano Jim Abrahams che, annichilito dalla propria esperienza con la malattia e dalla reticenza dei medici nei confronti della dieta chetogenica, decise di fare della diffusione e della sensibilizzazione la sua missione. La storia di Charlie venne anche raccontata nel 1997 nel film "First do no harm" con Meryl Streep diretto dallo stesso Jim Abrahams.

Successivamente il regista fondò la Charlie Foundation con la missione di diffondere la conoscenza della dieta chetogenica, sensibilizzando sia la comunità scientifica sia i pazienti.

Nel 1973 le diete chetogeniche iniziarono ad essere utilizzate anche per la cura dell'obesità. Il primo fu il prof. Blackburn dell'Università di Harvard che sviluppò un protocollo chetogenico chiamato PSFM (Protein-Sparing Modified Fast), capace di far dimagrire gli obesi in poco tempo senza portare a malnutrizione. Si trattava di un digiuno modificato in cui si potevano assumere solo alimenti ad alto contenuto proteico (pesce, carne e uova). Gli effetti positivi di questa dieta erano il dimagrimento selettivo del tessuto adiposo, il mantenimento della massa magra e il maggiore senso di sazietà rispetto alle diete convenzionali. Negli anni successivi questa dieta, chiamata poi protocollo Blackburn è diventata semiliquida in cui alcuni pasti venivano sostituiti con proteine del siero del latte.

Negli anni '90 nasce alla Jhons Hopkins University di Baltimora un nuovo protocollo a bassissimo contenuto calorico e di carboidrati, definito VLKCD (Very Low Ketogenic Caloric Diet) poi approvato dal ministero della salute americano. Grazie a questo protocollo milioni di persone sono state curate per problemi di obesità e malattie metaboliche.

Vedremo nei seguenti capitoli i più importanti protocolli della dieta chetogenica e le applicazioni nelle varie patologie.

2 COSA SONO LE DIETE CHETOGENICHE

Si definisce chetogenico un regime dietetico in grado di indurre e mantenere uno stato cronico di chetosi cioè una condizione metabolica in cui vengono utilizzati corpi chetonici come fonte energetica al posto del glucosio. I corpi chetonici sono tre composti denominati acetone, acido acetoacetico e acido beta-idrossibutirrico normalmente presenti nel sangue in quantità trascurabile. Essi sono sintetizzati dalle cellule epatiche in caso di necessità metaboliche come il digiuno oppure la mancata assunzione di carboidrati.

In condizioni fisiologiche il nostro organismo utilizza a scopo energetico carboidrati e grassi. Il metabolismo dei carboidrati è sotto stretto controllo del pancreas tramite due ormoni l'insulina e il glucagone che permettono di mantenere stabile la glicemia nel sangue.

Il glucosio introdotto con gli alimenti tramite i carboidrati viene metabolizzato in tre modi:

1. Viene utilizzato per produrre energia come fonte immediata;
2. Viene immagazzinato sottoforma di glicogeno (un deposito di carboidrati a scopo energetico) nei muscoli e nel fegato;
3. Viene trasformato in depositi adiposi quando è in eccedenza rispetto al fabbisogno dell'organismo.

Il meccanismo di chetosi in condizioni di digiuno o di dieta fortemente ipoglucidica è molto importante per la sopravvivenza degli organi e in particolare del cervello. Infatti, il cervello consuma circa 100-120 g di glucosio al giorno. In assenza di carboidrati, l'organismo per fare 1 g di glucosio utilizza circa 1,75 g di proteine; pertanto, se esistesse solo la produzione di glucosio dalle proteine, in condizioni di digiuno o di diete fortemente ipoglucidiche, l'organismo in brevissimo tempo andrebbe rapidamente ad atrofizzare la massa magra per alimentare il cervello con conseguenze letali sulla salute in breve tempo. Per alimentare il cervello e diminuire l'atrofia muscolare, il fegato trasforma gli acidi grassi derivanti dal tessuto adiposo o dai grassi alimentari in corpi chetonici, e li utilizza come sostituto energetico del glucosio. I corpi chetonici, inoltre, possono passare la barriera emato-encefalica e nutrire il cervello.

La chetosi, derivante dalla dieta chetogenica, viene definita chetosi fisiologica che è differente dalla chetoacidosi diabetica. Nella chetosi fisiologica la quantità di corpi chetonici è relativamente bassa rispetto alla chetoacidosi diabetica, dove raggiunge valori altissimi. Inoltre, nella chetosi diabetica il glucosio nel sangue è molto alto. La differenza sostanziale tra le due condizioni, dunque, sta nella quantità di corpi chetonici prodotti e sui livelli di glicemia nel sangue.

Le diete chetogeniche hanno un vantaggio sul metabolismo e sulla fame. Dal punto di vista metabolico permettono soprattutto di stimolare l'organismo a bruciare i grassi. Quando ben strutturate, le diete chetogeniche sono capaci di mantenere intatta la massa magra e il metabolismo, cosa che difficilmente avviene con una dieta fortemente ipocalorica non chetogenica. Inoltre, i corpi chetonici possono essere utilizzati dal cervello come fonte di energia al posto del glucosio. Gli stessi corpi chetonici influiscono sul senso di sazietà andando a "sedare" la fame.

COSA NON È UNA DIETA CHETOGENICA

Per prima cosa, è necessario chiarire cosa non è una dieta chetogenica.

Non è una dieta miracolosa!

Così come qualsiasi altra tipologia dietetica, quella chetogenica non produce effetti "miracolosi" per la salute o per il dimagrimento. Sebbene i regimi chetogenici siano estremamente validi, non è possibile pretendere in nessun caso che il processo di dimagrimento avvenga in maniera incredibilmente più rapida rispetto a una dieta mediterranea. Vedremo nei capitoli successivi che è possibile accelerare il dimagrimento con speciali diete chiamate VLCKD, ma il dimagrimento comunque non deve intaccare la salute.

Se abbiamo impiegato mesi o anni per ingrassare, non sono sufficienti pochissime settimane per porre rimedio. Indipendentemente dalla strategia dietetica scelta, le parole d'ordine devono essere sempre e comunque costanza e pazienza. Un'aspettativa irrealistica riguardo la velocità con cui si pensa di arrivare all'obiettivo causa, inevitabilmente, l'abbandono del percorso alimentare e il mancato raggiungimento del peso desiderato.

Non è una dieta che si segue solo per 21 giorni!

La credenza comune è che quando si parla di dieta chetogenica ci si riferisce solamente alle "diete con bustine" oppure alle "diete con prodotti". Non è così! Queste diete sono solo alcune delle diete chetogeniche possibili, ma ne esistono veramente tante. La dieta chetogenica si riferisce a qualsiasi dieta che porti uno stato di chetosi e dei benefici ad esso associati.

Tranne per alcuni protocolli come le VLCKD o il protocollo Blackburn, che vedremo in seguito, non c'è un limite di tempo prestabilito, oltre il quale è indispensabile interrompere un piano chetogenico. Vedremo che è possibile seguire una dieta chetogenica per lungo periodo grazie a determinati controlli periodici.

Non è una dieta che prevede necessariamente l'utilizzo di pasti sostitutivi!

I pasti sostitutivi spesso possono aiutare l'aderenza alla dieta in quanto danno la sensazione di una normalità alimentare di cui spesso la chetogenica ne è priva, ma non sono obbligatori.

Non è una dieta iperproteica dannosa per fegato e reni!

Tutte le diete chetogeniche sono normoproteiche cioè hanno una quantità di proteine in base ai fabbisogni proteici dell'organismo, seppur spesso si mangiano carne, pesce, uova. Tutto, dunque, sta nelle quantità assunte. È per questo che è importante rivolgersi ad un nutrizionista specializzato per conoscere il proprio fabbisogno proteico.

La differenza tra le varie diete chetogeniche sta' nella

quantità di calorie e di grassi apportati. Infatti, le diete chetogeniche fortemente ipocaloriche applicate in caso di obesità o di insulino-resistenza o di lipedema, hanno un bassissimo contenuto di calorie e lipidi, mentre le diete chetogeniche classiche possono essere lievemente ipocaloriche o normocaloriche con un alto contenuto di grassi.

Non è una dieta che fa male al fegato!

Diversamente dalla credenza comune, le diete chetogeniche, sono un toccasana per chi soffre di steatosi epatica medio-severa. Il motivo sta nel fatto che il fegato non ha un enzima, chiamato SCOT, che utilizza i corpi chetonici e pertanto non danneggia gli epatociti del fegato. D'altro canto, l'eccesso di grassi di alcune diete chetogeniche come quelle classiche viene trasformato in corpi chetonici.

Non è necessariamente una dieta con la quale si riprende tutto con gli interessi!

Quando si segue una dieta e poi successivamente si interrompe bruscamente riprendendo a mangiare male, si riprendono i chili persi, in ogni caso, sia con una dieta mediterranea sia con una dieta chetogenica o proteica.

La ripresa veloce avviene soprattutto con le diete ipocaloriche, se si riinizia a mangiare in modo sregolato si avrà un forte rimbalzo di peso. Per questo è necessario seguire tutti gli step che caratterizzano un protocollo chetogenico.

Inoltre, uscire da un protocollo chetogenico in modo drastico determina un forte aumento della ritenzione idrica dovuto al ripristino delle scorte di glicogeno (un carboidrato presente nel fegato e nei muscoli) che erano andate perse con l'esclusione dei carboidrati. Ogni grammo di glicogeno porta con sé 2,7 grammi di acqua. Considerato che abbiamo circa 500-750 grammi di glicogeno nel nostro organismo, di solito con una brusca reintroduzione dei carboidrati si rimettono altrettanto bruscamente da 1,5 ai 2,5 kg in poco tempo. Dunque, la parola d'ordine è "reintrodurre gradatamente i carboidrati"!

TIPOLOGIE DI DIETE CHETOGENICHE

Il regime chetogenico, come abbiamo detto, non è una singola dieta, ma un insieme di diete la cui scelta dipende dalla patologia da trattare o dall'obiettivo. La maggior parte di esse sono utilizzate per le patologie neurologiche e metaboliche, mentre solo alcune per la perdita di peso o per altre patologie. Passeremo in rassegna le più comuni diete chetogeniche per poi soffermarci su alcuni protocolli specifici nei successivi capitoli.

La dieta chetogenica classica è un regime dietetico molto rigido ma molto efficace utilizzato per trattare gli epilettici resistenti ai farmaci. Non è un regime ipocalorico, ma viene strutturato in base ai fabbisogni energetici, dunque normocalorico, almeno che il paziente non sia in sovrappeso.

È una dieta con un rapporto fra lipidi proteine e carboidrati di 4:1 cioè per ogni 4 g di lipidi ci sono 1 g di proteine e carboidrati totali. Ad esempio, una dieta da 1800 kcal conterrà 180 g di lipidi, 36 g di proteine e 9 grammi di carboidrati, in pratica sarà una dieta con il 90% di lipidi, 8% di proteine e 2%

di carboidrati. Si possono utilizzare anche delle varianti con rapporti 3:1, in cui vengono diminuite le percentuali di lipidi a favore dei carboidrati o addirittura di 2:1, rendendo la dieta più palatabile, meno rigida e con meno effetti collaterali. Sono previste integrazioni di sali minerali, vitamine e fibre.

La dieta MAD o dieta Atkins modificata fu elaborata da Eric Kossof rielaborando la dieta Atkins degli anni '60 molto in voga per il dimagrimento. Il protocollo MAD prevede un rapporto chetogenico 1:1 con 64% di lipidi, 30% di proteine e 6% di carboidrati. L'effetto antiepilettico di questa dieta è inferiore a causa della minore quantità di lipidi, ma è anche più sostenibile nel lungo periodo e sicuramente più palatabile e per questi motivi sono diete che vengono utilizzate soprattutto nel trattamento del sovrappeso e dell'obesità e di altre patologie che non necessitano di una stretta chetosi.

La dieta MCT (Trigliceridi a Catena Media) fu elaborata negli anni '70 dal dr Huttenlocher dell'Università di Chicago che propose una variante della chetogenica classica sostituendo parte dei lipidi a catena lunga con quelli a catena media. L'olio d'oliva, ad esempio, veniva sostituito con oli a catena media come quelli di cocco. Gli oli a catena media hanno il vantaggio di essere assorbiti più facilmente, sono più chetogenici e in questo modo è possibile aumentare la quota di carboidrati rendendo la dieta più sostenibile. Gli svantaggi di utilizzare gli oli MCT sono nausea e disturbi gastrointestinali ed è per questo che spesso gli oli MCT vengono introdotti gradatamente. Grazie alla MCT è però possibile aumentare la quota di carboidrati assunti anche al 20%.

In questo protocollo, una dieta da 1800 kcal, 120 g derivano dai grassi, 90 g dalle proteine e 90 g dai carboidrati, che corrispondono al 60% di lipidi, 20% di proteine e 20% di carboidrati. Inizialmente si parte con il 30% di grassi derivanti da oli MCT fino ad arrivare al 50% se ben tollerato a livello intestinale.

La dieta LGIT (Low Glicemic Index Treatment) è stata sviluppata nel 2002 da Pfeifer e Theile come alternativa meno restrittiva alla dieta chetogena classica. È una dieta al 60% di lipidi, 28% di proteine e 12% di carboidrati. Si basa sulla scelta degli alimenti con indice glicemico minore di 50. Ha un'ottima efficacia nel trattamento dell'obesità, dell'insulino-resistenza e della sindrome metabolica, ma è molto difficile che si raggiunga la chetosi e pertanto non può essere definita una vera e propria dieta chetogenica seppur la quantità di carboidrati è bassa.

La dieta VLCKD (Very Low Calorie Ketogenic Diet) non è una singola dieta, ma sono diverse tipologie di diete fortemente ipocaloriche, con meno di 800 kcal, che trovano applicazione nel trattamento delle obesità, nella sindrome metabolica, nel periodo antecedente alla chirurgia bariatrica, nelle steatosi epatiche di grado medio-severo e in alcune patologie come la sindrome dell'ovaio policistico e i lipedemi.

Fanno parte di queste diete il protocollo VLCKD, i protocolli Blackburn, la dieta VLCKD alimentare. Sono tutte diete differenti tra loro nella tempistica e nella pratica accumunate fra loro solo per il basso contenuto calorico, lipidico e di carboidrati. Alcune di queste sono liquide, altre semiliquide, altre solo alimentari. Le vedremo in dettaglio nei successivi capitoli.

Le diete VLCKD hanno determinate caratteristiche:

- Ipocalorica: contenuto della dieta sotto le 800 kcal
- Ipoglucidica: ridotto apporto di carboidrati (meno di 30g al giorno al netto delle fibre o 1g di carboidrati per kg di peso corporeo ideale)
- Ipolipidica: ridotto apporto di lipidi (tra 0.2-0.5 g per kg di peso corporeo)
- Normoproteica: apporto giornaliero di proteine in quantità fisiologica (tra 1.2-1.5 g per kg di peso corporeo ideale)

Alla luce di quanto detto la dieta VLCKD, differentemente dalla credenza comune, non è una dieta iperproteica e nemmeno ricca di grassi.

Prevede inoltre un apporto equilibrato di fibre vegetali, acqua, sali minerali e vitamine.

I vantaggi della dieta VLCKD oltre all'effetto anoressizzante ed euforizzante dei corpi chetonici è la riduzione selettiva della massa grassa assicurando una buona protezione della massa magra. Inoltre, la rapida perdita di peso agisce come un importante fattore in grado di motivare il paziente a continuare il programma. Si ottiene inoltre un miglioramento dei marker metabolici e infiammatori con riduzione del rischio cardiovascolare.

Le controindicazioni assolute per la dieta VLCKD sono:

- Gravidanza e allattamento
- Positività ai disturbi alimentari e psichici
- Abuso di alcol e altre sostanze psicoattive

- Insufficienza epatica
- Insufficienza renale
- Diabete di tipo I
- Insufficienza cardiaca (da valutare il rischio/beneficio)
- Alcune alterazioni dell'ECG (elettrocardiogramma)
- Calcolosi renale
- Calcolosi biliare
- Terapia con diuretici (escluso i risparmiatori di potassio)
- Età minore di 14 anni e maggiore di 70 anni

3 IL PROTOCOLLO VLCKD

È uno dei protocolli più studiati ed efficaci nel trattamento di diverse patologie come l'obesità, infertilità maschile e femminile associata al sovrappeso o all'obesità, l'ovaio policistico e alcune patologie metaboliche. È stata approvata dalla Società Italiana di Endocrinologia e da numerose società scientifiche internazionali.

La dieta VLCKD così come tutte le diete chetogeniche ***deve essere somministrata da un personale sanitario altamente specializzato***. Il motivo per cui è importante evitare il "fai da te" sono gli effetti collaterali che si possono avere con questo regime. Inoltre, se non fatte in modo adeguato possono portare anche a perdita di massa magra e metabolismo. Il personale sanitario accuratamente formato riesce a gestire tutte le fasi della dieta in completa sicurezza.

Il protocollo VLCKD viene definito modello multifasico in quanto distinto in tre parti:

1. Periodo di dimagrimento (stadio attivo) detto VLCD (very low calory diet). È una fase in cui si mantengono le calorie al di sotto delle 800 kcal in cui si perde l'80% del peso da perdere. È una fase che dura normalmente dalle 8 alle 12 settimane, costituita da tre sottofasi in cui si parte da un periodo solo liquido a base di proteine in polvere per poi reintrodurre gli alimenti proteici nelle fasi successive.

2. Periodo di transizione (stadio di rieducazione) detta LCD (low calory diet). È una fase in cui si aumentano le calorie a 1200/1500 in cui si perde il rimanente 20% del peso bersaglio. Normalmente è una fase di rieducazione alla dieta, in cui si inizia a mangiare secondo un protocollo mediterraneo. Anche questa fase è costituita da tre sottofasi in cui man mano si reintroducono in modo graduale gli alimenti contenenti carboidrati.
3. Periodo di mantenimento (stadio di mantenimento) in cui si stabilizza il peso perso. È una dieta normocalorica e normoglucidica che permette di mantenere nel tempo il peso perso.

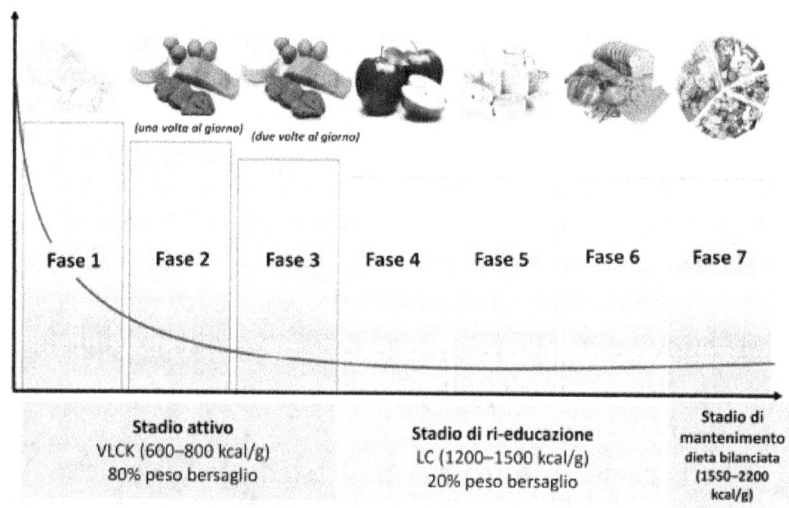

The management of very low-calorie ketogenic diet in obesity outpatient clinic: a practical guide. Muscogiuri G. et al 2019

Vediamo nel dettaglio le varie fasi del protocollo.

PERIODO 1. STADIO ATTIVO

Questo primo periodo di dimagrimento è costituito da tre fasi. Una prima fase completamente liquida in cui si utilizzano preparati proteici ad alto valore biologico. Sono proteine isolate del siero del latte oppure proteine isolate della soia e del pisello per i vegani. Queste formulazioni contengono in genere dalle 70 alle 100 kcal di cui 15g di proteine 1g di grassi e 1 g di carboidrati. Questa prima fase può durare dai 10 ai 30 giorni e induce una rapida perdita di peso in cui viene indotta in modo massivo la chetosi. È una fase molto pratica in cui i preparati proteici, normalmente confezionati in bustine monodose sono sciolti in acqua e assunti come sostitutivo del pasto. Questa procedura permette anche di aumentare l'aderenza alla dieta.

Prima di iniziare questa fase è necessario controllare lo stato generale tramite analisi del sangue della funzionalità renale, epatica, tiroidea e metabolica. Inoltre, è importante verificare il peso e la composizione corporea da un nutrizionista. La valutazione della composizione corporea è necessaria per verificare nei successivi controlli se ci sia anche perdita di massa magra o solamente perdita di massa grassa.

Procedimento fase 1.
Nella prima fase è importante impostare la quantità di calorie e proteine giornaliere da assumere. Si parte con il calcolo del peso ideale del soggetto.

Per calcolare il peso ideale si utilizza la formula di Lorenz:
PESO IDEALE UOMO: (H-100)-[(H-150)/4]
PESO IDEALE DONNA: (H-100)-[(H-150)/2]
Dove H è l'altezza espressa in cm.
Facciamo un esempio. Una donna alta 170 cm avrà un peso ideale di (170-100)-[(170-150)/2] che corrisponde a 60 Kg.

Una volta calcolato il peso ideale si andrà a calcolare la quantità di proteine giornaliere da assumere. Nel caso della donna moltiplicheremo il peso ideale per 1,2, mentre nel caso

FASE 1 (2/4 settimane)

COLAZIONE	PRANZO	CENA	SPUNTINI
1 PREPARATO PROTEICO	1 PREPARATO PROTEICO + VEDURE + OLIO	1 PREPARATO PROTEICO + VEDURE + OLIO	1 O 2 PREPARATI PROTEICI

dell'uomo per 1,5. Pertanto, nell'esempio la signora ha un peso ideale di 60 kg, dovrà assumere giornalmente 60x1,2 =72 g di proteine. Considerato che ogni preparato contiene 15g di proteine, la signora dovrà assumere circa 5 bustine giornaliere in sostituzione dei pasti (tre pasti principali e due spuntini).

A pranzo e cena insieme al preparato proteico verranno inserite delle verdure in quantità illimitate o limitate in base alla specie di verdure scelte (vedi tabella). È possibile inserire un cucchiaio di olio EVO a pranzo e un cucchiaio a cena. L'inserimento dell'olio e delle verdure consente di arrivare almeno a 600 kcal giornaliere.

Verdure consentite	Grammatura massima per pasto
Asparago	100 g
Bietole	Illimitata
Carciofo	100 g
Cetriolo	Illimitata
Cicoria	Illimitata
Finocchio	Illimitata
Fiori di zucca	Illimitata
Funghi in padella	150 g

Germogli di soia	Illimitata
Indivia (scarola belga)	Illimitata
Lattughino verde	Illimitata
Melanzana	150 g
Peperoni	150 g
Pomodori da insalata	100 g
Ravanello	Illimitata
Rucola	Illimitata
Sedano	Illimitata
Spinaci	Illimitata
Valerianella	Illimitata
Zucchine	Illimitata

- È possibile abbinare tra loro, all'interno del singolo pasto, le verdure concesse in grammatura illimitata

- È possibile abbinare, all'interno del singolo pasto, una sola verdura concessa in grammatura definita (100/150 g) con verdure concesse in grammatura illimitata.

- È vietato abbinare tra loro le verdure concesse con grammatura definita (100/150 g) all'interno del singolo pasto

N.B. la lattuga non è concessa

Nella tabella non sono menzionati alcuni ortaggi come le brassicacea in quanto la flora intestinale è capace di formare da queste fibre alcune sostanze come i glicani che possono determinare uno scompenso della flora intestinale.

Durante questa fase è importantissimo bere almeno 2 litri di acqua, ma è anche necessaria una integrazione di magnesio, potassio e calcio in forma biodisponibile, citrati per tamponare l'acidità dei corpi chetonici, una integrazione di fibre dello psillo, glucomannano da assumere in base al peso corporeo e in alcuni casi un integratore multivitaminico e di omega-3.

Cinque giorni dopo l'inizio della dieta si inizierà a misurare il grado di chetosi con metodi che vedremo successivamente.

Nella fase 1 possono riscontrarsi alcuni effetti indesiderati che è necessario valutare con il professionista. In particolare, spesso si riscontra:

Bromopnea: è il classico alito da chetogenesi. Spesso è molto simile ad un odore fruttato che può essere smorzato con caramelle o gomme senza zucchero.

Cefalea: si riscontra nel 10% dei casi, ma spesso passa nel giro di una settimana. In alcuni casi può perdurare e pertanto bisogna verificare se ci siano degli stati di ipoglicemia, oppure in caso di attività fisica verificare che non sia troppo intensa.

Crampi: in questo caso è necessario verificare lo stato di idratazione e l'apporto di magnesio e potassio.

Ipotensione: si deve verificare se c'è un adeguato apporto di sodio. Il sale da cucina in questo caso è necessario assumerlo insieme alle verdure.

Stipsi: l'assunzione di fibre tramite integratori dovrebbe evitare questo effetto collaterale, ma in alcuni casi è necessario assumere determinati lassativi.

Procedimento fase 2.
In questa fase si inizia a reinserire un pasto solido. La dieta sarà uguale alla fase 1, ma un pasto liquido verrà sostituito con un pasto solido.

Il pasto solido può essere a base di carne, pesce, uova oppure un alimento sostitutivo proteico come pasta proteica/ipoglucidica. Le quantità del sostituto proteico devono essere definite in base alla quantità di carboidrati e proteine. I carboidrati assunti non dovranno essere maggiori di 30 g giornalieri. Ogni pasto è accompagnato da verdure presenti nella tabella della fase 1. Le calorie giornaliere della fase due salgono a 800-900 kcal. L'integrazione è uguale a quella della fase 1.

FASE 2 (almeno 4 settimane)

COLAZIONE	PRANZO	CENA	SPUNTINI
1 PREPARATO PROTEICO	1 ALIMENTO PROTEICO (O PRANZO O CENA) + VEDURE + OLIO	1 PREPARATO PROTEICO + VEDURE + OLIO	1 O 2 PREPARATI PROTEICI

Procedimento fase 3.
La terza fase continua con il reinserimento dei pasti solidi. Si potrà inserire un secondo pasto solido. Pertanto, due pasti solidi, uno a pranzo e uno a cena, mentre la colazione e gli spuntini saranno sempre a base di preparati proteici. Anche in

FASE 3 (2/4 settimane)

COLAZIONE	PRANZO	CENA	SPUNTINI
1 PREPARATO PROTEICO	1 ALIMENTO PROTEICO + VEDURE + OLIO	1 ALIMENTO PROTEICO + VEDURE + OLIO	1 O 2 PREPARATI PROTEICI

questa fase si potranno assumere carne, pesce uova o alimenti proteici sostitutivi.

L'integrazione continua come nella fase 1.

Nelle prime tre fasi precedentemente descritte non è prevista l'assunzione di derivati del latte, legumi e quantomeno cereali.

ERRORI INVOLONTARI COMUNI DURANTE LE PRIME TRE FASI.

- Assumere sistematicamente farmaci contenenti zuccheri (di solito in bustine effervescenti o sciroppi) oppure alcuni tipi di integratori.
- Caramelle o gomme "senza zucchero", in questo caso bisogna fare attenzione in quanto possono contenere altri tipi di zucchero.
- Tisane e tè con pezzi di frutta.
- Cetriolini, germogli di soia o altri vasetti "al naturale" che spesso contengono zuccheri.
- Aceto balsamico o glasse di aceto balsamico.

- Hamburger confezionati contenenti pane, carne in scatola, wurstel.
- Bevande con dicitura "senza zuccheri aggiunti"
- Cipolle.

Per evitare che si possano assumere zuccheri nascosti bisogna leggere sempre prima le etichette nutrizionali e verificare la presenza di zuccheri.

PERIODO 2: STADIO DI RIEDUCAZIONE

È un periodo di svezzamento dagli alimenti sostitutivi ed è molto importante per la rieducazione del paziente ad una corretta alimentazione. In questo periodo vengono reintrodotti i carboidrati in modo graduale e pertanto si esce dalla chetosi. Le calorie giornaliere sono molto più alte del primo periodo e vanno dalle 1200 alle 1500 kcal in base alla costituzione della persona e al sesso. Anche questo periodo si compone di tre fasi.

Procedimento fase 4.

La quarta fase è caratterizzata dalla reintroduzione della frutta nella merenda e opzionalmente come spuntino di metà mattinata. La frutta dovrà essere a basso indice glicemico come mele, pere, arance, frutti rossi ecc., mentre devono essere evitati frutti come la banana, uva, loti maturi, in questo modo non viene stimolata troppo velocemente la glicemia e l'insulina.

In questa fase viene utilizzato solo un pasto sostitutivo durante la colazione a base di proteine del siero del latte o proteine vegane.

Generalmente questa fase è di circa 1400 kcal.

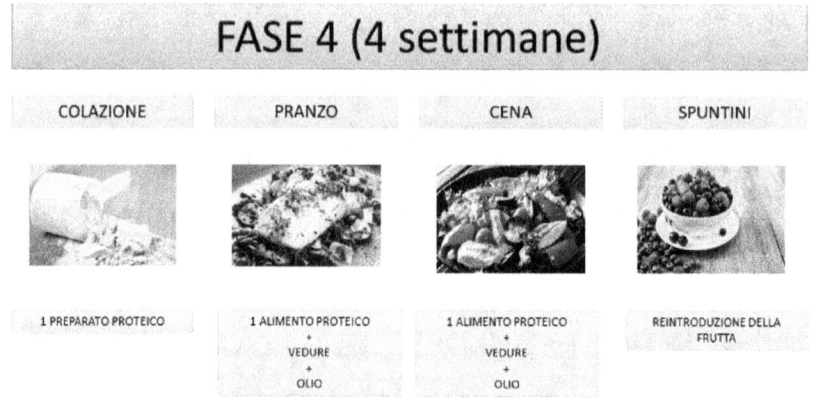

Procedimento fase 5.

La quinta fase prevede la reintroduzione del latte e dei suoi derivati e la completa eliminazione dei pasti sostitutivi con proteine in polvere. Anche questa fase prevede l'assunzione di circa 1400 kcal anche se molto dipende dalla composizione corporea e dal metabolismo della persona.

È possibile bere latte tutti i giorni, mentre nei rimanenti pasti

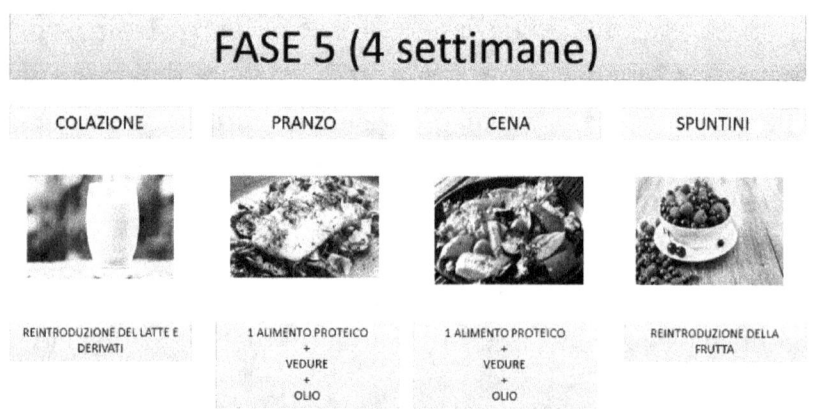

i derivati del latte si possono assumere non più di 4 volte a settimana. Durante la giornata non sono ancora permessi cereali e legumi.

Procedimento fase 6.

La sesta fase prevede la reintroduzione dei cereali e dei legumi. Inizialmente i cereali dovrebbero essere integrali come pasta, pane e riso integrale oppure a chicco intero come farro e orzo. Le quantità da assumere devono essere in base al metabolismo e alla composizione corporea; pertanto, questa valutazione spetta al nutrizionista dopo accurata visita dello stato nutrizionale. Non c'è necessità di integrazione di vitamine e sali minerali, mentre viene mantenuta quella delle fibre di psillo soprattutto in caso di stitichezza.

FASE 6 (4 settimane)

COLAZIONE	PRANZO	CENA	SPUNTINI
REINTRODUZIONE DEL LATTE E DERIVATI	REINTRODUZIONE DEI CEREALI E DEI LEGUMI + VEDURE + OLIO	1 ALIMENTO PROTEICO + VEDURE + OLIO	REINTRODUZIONE DELLA FRUTTA

PERIODO 3: STADIO DI MANTENIMENTO E DIETA BILANCIATA MEDITERRANEA

È un periodo dove si passa da una dieta ipocalorica a una dieta di mantenimento. È una dieta normocalorica dalle 1500 alle 2000 kcal in base al metabolismo secondo i canoni della dieta mediterranea.

LA DIETA MEDITERRANEA

Ancel Keys è il padre della dieta mediterranea e cittadino onorario del Comune di Pollica nel Cilento, dove ha svolto e applicato la maggior parte dei suoi studi vivendo la realtà locale per oltre 40 anni, prima di diventare uno scienziato famoso in tutto il mondo. Ancel Keys, da giovane, ha svolto i mestieri più disparati come taglialegna e mozzo di bordo, per poi conseguire la laurea in Biologia all'Università di Berkeley in California. Grazie ai primi studi condotti negli Stati Uniti, Keys comprese il rapporto tra regime alimentare e malattie cardiovascolari e decise di analizzare lo stile di vita delle popolazioni che meno sembravano subire queste patologie. Si insediò in un piccolo villaggio da lui ribattezzato Minnelea, in omaggio alla sua città d'origine Minneapolis e alla vicina Elea, patria dei filosofi Parmenide e Zenone. Questo villaggio era la frazione di Pioppi, e fu il suo luogo di studio. In quel piccolo borgo di pescatori fu elaborato quello che ancora oggi è considerato il più ampio studio prodotto sulla correlazione fra alimentazione e patologie (il Seven Countries Study). Lo studio prevedeva il confronto dei regimi alimentari di 12.000 individui tra i 40 e 59 anni, che provenivano da sette paesi appartenenti a tre diversi continenti: Finlandia, Giappone,

Grecia, Italia, Olanda, Stati Uniti e Jugoslavia. I dati raccolti parlavano chiaro: tra le popolazioni che si affacciano sul Mediterraneo, che si alimentano prevalentemente di pasta, pesce, prodotti ortofrutticoli e utilizzano esclusivamente olio extravergine d'oliva come condimento, la percentuale di mortalità per cardiopatia ischemica era molto più bassa rispetto a paesi come la Finlandia, dove il regime alimentare quotidiano includeva molti grassi saturi come burro, strutto, latte e carne rossa.

L'essenza della dieta mediterranea è racchiusa nella parola stessa: il termine dieta deriva dal greco "diaita" che significa stile di vita e racconta una storia di uomini, culture e conoscenze, espressioni, abilità e tradizioni, che è arrivata sulle nostre tavole attraversando il paesaggio e i metodi di produzione e conservazione dei cibi.

Generalmente, la grafica della piramide alimentare permette di visualizzare i principi della dieta mediterranea suddividendola in tre parti. Alla base sono rappresentati gli alimenti che devono essere presenti a ogni pasto. Per quanto riguarda gli alimenti posizionati nella parte centrale si raccomanda un consumo quotidiano, ma con minor frequenza, gli alimenti posizionati al vertice devono invece essere consumati in modo molto moderato. Completano la piramide alcuni comportamenti da attuare quotidianamente, come l'attività fisica o preferire prodotti vegetali di stagione alternandone i colori e bere molta acqua. Importante quindi la varietà di ortaggi e di frutta, così come l'utilizzo di erbe e spezie per ridurre l'aggiunta di sale. È importante anche limitare il consumo di alcolici.

Secondo gli studi scientifici condotti, il ridotto consumo di zuccheri e grassi saturi tipico della dieta mediterranea è determinante nella prevenzione di patologie cardiovascolari quali ipertensione, diabete e depressione. La dieta mediterranea, oltre che del benessere, è un alleato dell'ambiente: capovolgendo la piramide alimentare si ottiene la piramide ambientale, da cui si intuisce facilmente che per ridurre il nostro impatto sull'ambiente è consigliabile consumare i cibi che appartengono ai gruppi più grandi (frutta, verdura e cereali). Tale modello invita a variare i cibi consumati e a rispettare la stagionalità.

In termini ambientali la dieta mediterranea impone di osservare i tempi della natura e di arricchire e diversificare le colture, preferire pratiche di agricoltura biologica e proteggere la biodiversità. Come ha dimostrato Keys, scegliere la dieta mediterranea come stile di vita e regime alimentare garantisce benefici immensi per la salute e per l'ambiente, mantenendo vivo, allo stesso tempo, uno straordinario patrimonio culturale dell'umanità.

Il modello dietetico mediterraneo è il minimo comune denominatore di numerosi studi scientifici che si focalizzano sulla correlazione tra alimentazione ed effetti positivi sulla salute.

Questo tipo di alimentazione non è così diffuso come si pensa. Molte persone tendono a credere che vivere nell'area mediterranea significhi seguire questo regime alimentare mentre è vero il contrario: attualmente, in Italia, pochissime persone seguono questo regime. La stragrande maggioranza segue un tipo di alimentazione di stampo occidentale ricca di zuccheri, grassi animali, prodotti lavorati. Inoltre, lo stile mediterraneo impone una attività fisica regolare: i nostri nonni, oltre a mangiare secondo i dettami della dieta mediterranea, erano spesso in deficit calorico in quanto si muovevano tantissimo, dal momento che nella stragrande maggioranza facevano lavori manuali. Questi aspetti sono importanti da considerare, in quanto la dieta mediterranea non è solo uno stile alimentare ma è anche uno stile di vita. In base a questi preconcetti si capisce come si tende a interpretare in modo incompleto il concetto di stile mediterraneo.

Purtroppo, attualmente, per motivi culturali e lavorativi, il nostro dispendio energetico è molto diminuito rispetto a qualche decennio fa e costruire una vita in base allo stile mediterraneo è molto difficile. Aderire dunque a questo stile significa prediligere la qualità degli alimenti, in particolare cereali integrali (in assenza di colon irritabile), legumi, olio d'oliva, pesce, grassi e proteine vegetali, e significa anche fare attenzione alle quantità rispetto al proprio dispendio energetico: più siamo sedentari e più le quantità devono essere commisurate.

COME MONITORARE LA CHETOSI

La chetosi viene monitorata tramite il sangue o l'urina, mentre i corpi chetonici nell'espirato non sono rappresentativi dello stato di chetosi. Il modo più semplice e pratico per monitorare la chetosi è quello di utilizzare le strisce per la rilevazione dei chetoni urinari (Ketostix o Ketur Test) acquistabili in farmacia e online. L'importante è ricordarsi che una volta aperti hanno una durata limitata di circa 2-3 mesi perché le strisce reattive sono sensibili all'umidità. Bisogna inoltre ricordarsi di chiudere la confezione ermeticamente una volta aperta.

Il monitoraggio della chetosi è necessario per essere sicuri che il programma chetogenico stia funzionando in modo adeguato.

Il monitoraggio deve iniziare dopo quattro giorni dall'inizio del protocollo, al mattino appena svegli e deve essere eseguito ogni due giorni.

Nel caso la colorazione sia sbiadita oppure non si rilevino corpi chetonici, la prima cosa da fare è verificare l'integrità delle strisce reattive e successivamente verificare le quantità dei carboidrati e delle proteine assunte giornalmente. In questi casi è utile compilare un diario alimentare.

4 IL PROTOCOLLO BLACKBURN

È il protocollo conosciuto come dei 21 giorni. È una dieta semiliquida dove colazione e pranzo o cena vengono sostituiti con proteine del siero del latte. È un protocollo molto simile alla fase due del protocollo VLCKD.

Per capirne l'applicazione nella pratica riprendiamo l'esempio della signora del capitolo precedente.

La signora ha un peso ideale di 60 kg. In questo protocollo la quantità di proteine complessiva da assumere sarà 60x1,4 cioè 84 g di proteine totali giornaliere (1,4 è la quantità di proteine per peso ideale da assumere e si applica indifferentemente dal sesso). La ripartizione dei pasti sarà fatta in questo modo: tutti i pasti sono liquidi e un solo pasto solido (o pranzo o cena). La nostra signora, dunque, assumerà tre bustine da 15 g dunque 45 g di proteine in forma liquida (una a colazione, una a pranzo o cena e una come merenda o spuntino) e 39 g da alimenti proteici come carne pesce e uova. Per conoscere quanto alimento assumere per arrivare a 39g di proteine si utilizzano dei fattori di moltiplicazione (FC) da applicare a determinate fasce di alimenti:

Fascia A: Manzo, vitello, coniglio magro, petto di pollo, fesa di tacchino, orata FC= **4,76**

Fascia B: Alici, crostacei, luccio, merluzzo, palombo, rombo, sogliola, spigola FC = **5,88**

Fascia C: Seppie FC = **7,14**

Fascia D: Calamari, Uova FC = **8,33**

Fascia E: Polpi FC = **10**

Fascia F: Tonno al naturale o Salmone affumicato FC = **4**

Pertanto, se si vuole fare un pasto con il petto di pollo dobbiamo moltiplicare 39, che sono le proteine rimanenti, per 4,76 cioè 180 g circa di petto di pollo.

Si può modificare la quantità di alimento solido aumentando o diminuendo la quantità di proteine del siero del latte.

Insieme al pasto solido vengono associate verdure e ortaggi in quantità illimitata o limitata in base alla tipologia.

Questo protocollo dura dai 21 ai 42 giorni, ma può essere ripetuto più volte nel tempo, controllando lo stato nutrizionale e di salute.

La reintroduzione dei carboidrati dopo la fine del protocollo avviene gradatamente come nello stadio due del protocollo VLCKD, partendo dalla frutta e poi successivamente reintroducendo i derivati del latte, i legumi e i cereali per arrivare ad un protocollo mediterraneo.

5 LA DIETA VLCKD ALIMENTARE

La dieta VLCKD alimentare ha caratteristiche molto simili al protocollo visto nel capitolo precedente. La differenza sostanziale è che nella versione alimentare non ci sono sostituti del pasto con proteine del siero del latte, ma si assumono solo alimenti solidi ad ogni pasto.

Anche la versione alimentare è una dieta fortemente ipocalorica, fortemente ipoglucidica, normoproteica e ipolipidica. È necessario assumere integratori di citrati di magnesio e potassio, fibre di psillo, glucomannano e in alcuni casi un multivitaminico e perle di omega-3. Il sale da cucina è necessario in quanto la dieta chetogenica essendo nelle prime fasi molto diuretica tende a far scendere la pressione sanguigna.

La quantità di proteine da assumere sarà di 1,4 g di proteine per ogni chilogrammo di peso corporeo ideale per le donne e 1,5 g di proteine per ogni chilogrammo di peso corporeo ideale per gli uomini.

In questo protocollo è molto importante ancor di più attenzionare la grammatura degli alimenti. Infatti, se si eccede con le quantità di proteine assunte, è molto facile uscire dalla chetosi in quanto le proteine in eccesso vengo trasformate in glucosio. Inoltre, bisogna fare attenzione ai carboidrati e zuccheri nascosti presenti negli alimenti. Di seguito viene presentata una tabella degli alimenti consigliati e sconsigliati nelle diete chetogeniche VLCKD alimentari in base alla quantità di carboidrati.

LE DIETE CHETOGENICHE

Gruppo	Consigliati	Sconsigliati
Cereali e derivati	Seitan (frazione proteica del grano o farro)	Pasta
	Pasta di Konjac (shirataki)	Riso
		Pane
		Cereali
		Prodotti da forno
		Avena
		Quinoa
		Altri pseudocereali
Legumi	Tempeh (carne di soia)	Fagioli tutti
	Tofu (caglio di semi di soia)	Ceci
		Piselli
		Lenticchie
		Soia
Carni e pollami	Pollo	Carni impanate
	Tacchino	
	Manzo	
	Maiale	
	Frattaglie	
	Insaccati di cui si è sicuri che non è presente zucchero aggiunto	
Pesce	Tutti i pescati	Calamari
	Tonno e sgombro sgocciolato	Pesci impanati
Derivati del latte	Burro ghee	
	Formaggi grassi (cheddar, formaggio di capra, mozzarella non industriale)	Latte
	Yogurt Greco 0% naturale senza zuccheri	Yogurt magro
		Yogurt addolcito
Uova	Uova, pancake	
Semi e frutta oleaginosa	Noci (in piccole quantità)	Anacardi
	Mandorle (in piccole quantità)	Burri vegetali addolciti
	Arachidi (in piccole quantità)	
	Semi di chia, semi di lino, semi di zucca	
	Burro di noci, burro di arachidi (in piccole quantità)	
Oli e grassi	Prodotti a base di cocco	Olio di colza, olio di mais

	Olio di oliva, cocco, avocado, sesamo	
	Avocado	
Vegetali	Asparagi	Barbabietola
	Broccoli	Carote
	Cavolfiore	Mais
	Cetrioli	Patate
	Cipolla	Verdure amidacee
	Funghi	Zucca
	Melanzana	
	Peperoni	
	Pomodori	
	Sedano	
	Verdure a foglia verde	
	Verdura non amidacea	
Frutta	Frutti di bosco (in piccole quantità)	Tutta la frutta
Bevande	Bevanda di mandorla senza zuccheri	Bevanda di avena
	Bevanda di cocco senza zuccheri	Bevanda di soia
	Te, caffè, acqua e bevande senza zucchero	Bevanda di riso
		Birra, vino
		Succhi di frutta
		Bevande gassa e zuccherate
Condimenti	Tutte le erbe e spezie in modiche quantità	Aceto balsamico
	Aceto di mele, di vino	Ketchup, maionese
		Sciroppo d'acero, d'agave, di glucosio, di fruttosio ecc
		Salse di soia, di yogurt, di tzatziki, di senape
Altri	Stevia, eritritolo	Zucchero comune di canna, di cocco, fruttosio
	Cioccolato extra fondente superiore al 90%	Alimenti del fast food
		Caramelle

Come dicevamo non sono solo i carboidrati ad aver influenza nel processo di chetogenesi. Anche le proteine possiedono un parziale effetto anti-chetogenico, in quanto l'organismo è capace di convertirle, all'evenienza, in glucosio (ovvero, zucchero). I grassi, al contrario, alimentano la fiamma della chetosi.

Non è sufficiente, dunque, controllare solo il quantitativo di carboidrati introdotto giornalmente con la dieta, ma è necessario prendere in considerazione l'insieme dei carboidrati, delle proteine e dei grassi assunti di ogni singolo pasto, affinché ci siano gli stimoli per la produzione di corpi chetonici.

Affinché un pasto o la dieta possa generare il giusto input alla chetogenesi, è necessario che rispetti un certo rapporto tra i macronutrienti.

Questo rapporto viene definito keto ratio (KR). È possibile calcolare il KR utilizzando l'apposita formula, riportata di seguito, alla quale si sostituiranno alla voce "grassi", "proteine" e "carboidrati" i rispettivi grammi all'interno del pasto e/o della giornata alimentare:

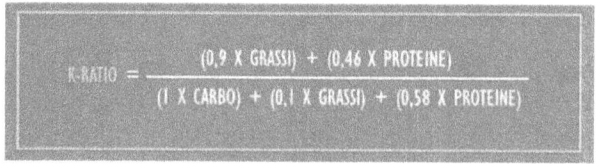

$$K\text{-RATIO} = \frac{(0{,}9 \times \text{GRASSI}) + (0{,}46 \times \text{PROTEINE})}{(1 \times \text{CARBO}) + (0{,}1 \times \text{GRASSI}) + (0{,}58 \times \text{PROTEINE})}$$

Affinché i pasti, possano essere definiti chetogenici, il risultato finale dev'essere pari o superiore ad 1. Qualora il risultato sia inferiore a 1, è possibile incrementare il valore del KR variando la quantità dei macronutrienti anti-chetogenici. Sarà quindi sufficiente sia ridurre i carboidrati e/o le proteine, che incrementare il quantitativo di grassi, in quanto unico macronutriente completamente pro-chetogenico.

Oltre a determinare con esattezza la "chetogenicità" della dieta, il rapporto chetogenico permette il consumo di alimenti sconsigliati, se inseriti nelle dovute porzioni e proporzioni, senza che interferiscano con la chetogenesi.

Il KR se da un lato permette di garantire quanto più possibile la produzione di corpi chetonici, dall'altro rappresenta un'ulteriore imposizione dietetica che può pregiudicare la sostenibilità a lungo termine del piano alimentare.

Questo perché da un lato potrebbe ridurre eccessivamente l'apporto proteico della dieta, aggravando la perdita di massa magra, e dall'altro potrebbe non garantire un apporto calorico sufficientemente basso per promuovere il dimagrimento, a causa dell'eccessivo apporto di grassi.

Se l'obiettivo è il dimagrimento, inoltre, non è indispensabile adoperarlo costantemente. Molte persone, infatti, con molto tessuto adiposo, riescono ad entrare in chetosi pur mantenendo un KR <1.

L'obiettivo di un percorso dimagrante dovrebbe essere incentrato sul massimizzare la capacità di riuscire a seguire un'alimentazione controllata per un periodo di tempo sufficientemente lungo per raggiungere il proprio obiettivo.

L'utilizzo del KR andrebbe quindi contestualizzato e limitato ai periodi iniziali o per specifiche finalità dietetiche o patologiche evitando anche possibili perfezionismi e nevroticità nel seguire la dieta.

Il consiglio è di adoperarlo, possibilmente, in tutti i pasti delle prime settimane, così da favorire e velocizzare il passaggio metabolico verso un metabolismo chetogenico per poi abolirlo o utilizzarlo in caso di dubbi sul pasto.

Nelle prime 3-4 settimane, sarebbe opportuno limitarsi ai comunissimi alimenti chetogenici, al fine non solo di ridurre al minimo il margine di errore, ma anche di sperimentare uno stile chetogenico con alimenti in versione "pura", per valutarne il grado di difficoltà e sostenibilità a lungo termine.

Facciamo un esempio di come strutturare una dieta VLCKD alimentare:

Uomo di 100 kgx175cm

Decidiamo di fare una dieta da 800 kcal

Peso ideale (Lorenz)=68,75 kg

Fabbisogno PROTEINE=1,5x68,75= 103,2 g di proteine che corrispondono a 413 kcal

Fabbisogno CARBOIDRATI= 30 g netti che corrispondono a 120kcal

Fabbisogno LIPIDI= 800-385-120 =267 kcal che corrispondono a 29,7g di lipidi (ogni grammo di lipidi sono 9 kcal).

Di seguito viene presentato un esempio di dieta VLCKD alimentare da 800 kcal giornaliere con 18 g di carboidrati totali.

Colazione: greco 0% total con cacao amaro in polvere 5g

Pranzo: vitello 180g, stoccafisso 180g, sogliola 220g, tacchino fesa160g, seppia 250g, pollo petto 160g, sarda 180g, calamaro/polpo 300g, orata 180g, maiale arista 180g, merluzzo 220g, bresaola 100g, tonno 170g

Con: agretti 250g, broccoletti di rapa 200g, cicoria 300g, funghi porcini 150g, lattuga 200g, zucchine 300g, bieta 300g, carciofi 200g, finocchi 300g, indivia 200g, melenzane 200g, scarole 200g, spinaci 100g

Con: olio 10g

Cena: vitello 160g, stoccafisso 160g, sogliola 200g, tacchino fesa 140g, seppia 240g, pollo petto 140g, sarda 160g, calamaro/polpo 300g, orata 160g, maiale arista 160g, merluzzo 190g, bresaola 100g, tonno 150g

Con: agretti 250g, broccoletti di rapa 200g, cicoria 300g, funghi porcini 150g, lattuga 200g, zucchine 300g, bieta 300g, carciofi 200g, finocchi 300g, indivia 200g, melenzane 200g, scarole 200g, spinaci 100g

Con: olio 5g

Spuntini: finocchi e cetrioli

Spesso mi viene fatta la domanda se è possibile aggiungere come spuntino anche la frutta a guscio come le mandorle o le noci. In teoria potrebbero essere inseriti per il loro contenuto di grassi e il minor contenuto di carboidrati, ma in pratica è meglio non inserirli. Il motivo è molto semplice la dieta VLCKD alimentare è una dieta specifica per il dimagrimento che sfrutta la chetosi per abbassare in modo considerevole le calorie; se aggiungessimo altri alimenti come la frutta a guscio andremmo ad aumentare sensibilmente le calorie con una inefficacia della dieta stessa rispetto all'obiettivo prefissato.

6 LA DIETA CHETOGENICA STANDARD HI-FAT

La dieta chetogenica standard hi-fat è una dieta che può essere lievemente ipocalorica o normocalorica, ma soprattutto ad alto contenuto di lipidi. Trova la sua applicazione in alcune patologie come l'epilessia, emicranie, lipedemi, oppure quando si vuole perseguire un regime dietetico chetogenico per i suoi benefici a livello infiammatorio, insulino-resistenza o di benessere generale per lungo periodo. Può essere utilizzato anche come proseguimento alle diete VLCKD.

È un regime che si presta ad una cucina più varia e gustosa con numerose ricette da poter creare e sperimentare.

Anche in questo metodo va calcolata nelle fasi iniziali la quantità di carboidrati e ove necessario il rapporto KR di ogni pasto come visto nel capitolo precedente.

Come abbiamo detto non è una dieta ipocalorica e ipolipidica, e l'organismo non viene stimolato a trasformare i grassi del proprio tessuto adiposo in corpi chetonici, ma al contrario trasforma i grassi alimentari assunti dalla dieta in corpi chetonici. La differenza sostanziale è che, nelle diete chetogeniche VLCKD, i corpi chetonici derivano dal proprio tessuto adiposo, mentre nelle diete chetogeniche standard hi-fat, i corpi chetonici derivano per lo più dalla trasformazione dei grassi alimentari assunti con la dieta.

È una dieta a ridotto contenuto di carboidrati. Apporta un massimo di 30 g di carboidrati giornalieri, che dovrebbero provenire principalmente da verdure fibrose e dalle tracce di zuccheri presenti negli alimenti concessi. Qualsiasi alimento prettamente glucidico come pasta, pane, patate, pizza, legumi, cereali e zuccheri va escluso.

Nel calcolo dei carboidrati presenti in un singolo piatto/alimento, bisogna considerare solo i NET CARBS, cioè i carboidrati totalmente digeribili. Dunque, la fibra andrà totalmente esclusa da questo calcolo.

Bisogna anche sottrarre i polioli, dolcificanti, che spesso si trovano anche nei prodotti chetogenici da banco. Ne parleremo ampiamente nel capitolo sui sostituti del pasto.

La dieta chetogenica hi-fat è una dieta normoproteica che prevede un apporto proteico adeguato al sostentamento della massa magra. L'apporto proteico deve essere tra 1,4-1,5 g di proteine per chilogrammo di peso corporeo reale. Non è quindi una dieta iperproteica.

È una dieta iperlipidica. Differentemente dalle VLCKD l'apporto di lipidi è molto più alto non essendo una dieta a basso contenuto di calorie. Pertanto, la differenza di calorie deriva dall'apporto di grassi. Venendo a mancare i carboidrati, i grassi alimentari vengono incrementati al fine di raggiungere il fabbisogno calorico e lo stato di chetosi.

Sono permessi carni, pesci, uova, formaggi, oli e burri, frutta secca e semi, fondente cacao e cioccolato >90%, avocado, oliva, latticini a ridotto contenuto di carboidrati come yogurt greco e ricotta.

I vantaggi di questo protocollo sono:

- Soppressione dell'appetito
- Maggiore efficienza nell'utilizzo dei grassi
- Incremento della spesa energetica grazie alle proteine alimentari
- Maggior aderenza dietetica
- Praticità della dieta

A quelli elencati è possibile aggiungere un effetto "anti-dipendenza" verso carboidrati e zuccheri, il cui desiderio viene nel tempo ridotto. Ciò che infatti può far davvero la differenza nel successo di un percorso alimentare chetogenico è la capacità di sostenere la dieta più agevolmente e non patirla in maniera eccessiva, vantaggi che derivano indirettamente dalla chetosi e dalla composizione della dieta.

L'entrata in chetosi è più lenta rispetto alle VLCKD. Di solito ci vogliono 2 settimane contro i 5-7 giorni.

Di seguito uno schema dietetico hi-fat di 2100 kcal:

Colazione: latte di vacca intero 200g + caffe' una tazza + formaggio spalmabile 60g + panna fresca granarolo 10g + olio mct 20g

Spuntino mattinata: olive verdi 100g

Merenda: mandorle dolci secche 60g

Pranzo: vitello 70g, stoccafisso 90g, calamaro/polpo 120g, tonno 70g, seppia 100g, pollo petto 60g, bresaola 50g, tacchino fesa 60g, orata 70g, maiale arista 70g con: agretti 250g, broccoletti di rapa 200g, cicoria 300g, funghi porcini 150g, lattuga 200g, zucchine 300g, bieta 300g, carciofi 200g, finocchi 300g, indivia 200g, melenzane 200g, scarole 200g, spinaci 100g

con: olio 30g+avocado150g

Cena: vitello 70g, stoccafisso 90g, calamaro/polpo 120g, tonno 70g, seppia 100g, pollo petto 60g, bresaola 50g, tacchino fesa 60g, orata 70g, maiale arista 70g

con: agretti 250g, broccoletti di rapa 200g, cicoria 300g, funghi porcini 150g, lattuga 200g, zucchine 300g, bieta 300g, carciofi 200g, finocchi 300g, indivia 200g, melenzane 200g, scarole 200g, spinaci 100g

con: olio 30g+grana 40g

7 LA DIETA CHETOGENICA CICLICA

La parola "ciclica" indica che la restrizione glucidica è alternata ad un periodo di sovrabbondanza di carboidrati.

L'approccio dietetico ciclico nasce per atleti e sportivi, in particolare nel body building e negli sport estetici.

La dieta chetogenica ciclica, è nata nel 1995, quando un medico canadese, Mauro Di Pasquale, propose una dieta con alternanza di periodi ad alto introito lipidico e proteico associati a restrizione glucidica, a periodi ad alto introito glucidico e a basso contenuto lipidico.

Si basa su periodi di chetogenica di 5-6 giorni che si alternano a periodi di sovralimentazione glucidica di 1-2 giorni. Il motivo principale per cui viene eseguito il "carico dei carboidrati" riguarda la performance sportiva: la sovralimentazione glucidica, infatti, permette di aumentare le scorte di glicogeno muscolari (la fonte di zuccheri del muscolo) in modo da ritardare l'insorgenza della fatica durante lo sforzo muscolare. Un carico glucidico sembra essere vantaggioso in termini di sintesi di glicogeno muscolare dopo un periodo di chetogenica, per migliorare la performance durante l'allenamento. Infatti, dopo un carico massimale di carboidrati seguente ad una restrizione glucidica, le scorte di glicogeno possono aumentare anche del 150%. Questo meccanismo fisiologico si chiama supercompensazione di glicogeno.

Gli studi scientifici sull'aumento della forza muscolare e delle performance atletiche sono molto contrastanti ma sembra che non ci sia nessun vantaggio per gli atleti di resistenza e dunque per i bodybuilder dal punto di vista dell'aumento della massa muscolare, anche se alcuni soggetti tendono a sviluppare più forza e dunque riescono ad allenarsi con maggiori carichi durante il periodo di supercompensazione di glicogeno.

L'entità della ricarica va calcolata tenendo conto delle esigenze e delle caratteristiche del soggetto. Se la ricarica si articola in due giorni il primo giorno si possono assumere 200-300 g di carboidrati, da ridurre nel secondo giorno a 120g. Contestualmente va ridotto l'apporto di grassi, mantenendo un apporto calorico non molto elevato. L'apporto proteico deve essere costante essendo il primo determinante per la sintesi proteica del muscolo.

VANTAGGI E SVANTAGGI DELL'APPROCCIO CICLICO

Compliance dietetica.

Un vantaggio delle diete cicliche è quello di avere una elevata aderenza alla dieta chetogenica, perché includono alimenti vietati nei giorni di libertà.

Letargia e problemi gastro-intestinali.

Lo svantaggio della ricarica dei carboidrati consiste nella possibile comparsa di sonnolenza, a causa della brusca reintroduzione dei carboidrati, poiché il metabolismo, in poche ore di alimentazione glucidica, resta orientato sull'uso preferenziale dei grassi, portando a sbalzi della glicemia. Inoltre, la scarsa abitudine dell'organismo all'ingestione di carboidrati, può determinare effetti collaterali intestinali.

Sbalzi di peso

Un inconveniente non da poco è costituito dagli sbalzi di peso che avvengono dopo la reintroduzione dei carboidrati. Il glicogeno nel corpo umano lega una grande quantità di acqua (2.7 grammi per grammo di glicogeno), quindi come repentinamente può calare il peso nei primi giorni di restrizione glucidica, tanto repentinamente può aumentare dopo una brusca reintroduzione dei carboidrati. Se all'introduzione di carboidrati si associa, come spesso accade, la possibilità di fare un pasto "libero", non è raro un accumulo di peso notevole, per diversi fattori: accumulo idrico dovuto al glicogeno, mancato effetto diuretico dei corpi chetonici, ritenzione idrica dovuta ad eventuale introduzione di maggiori quantità di sale nonché a possibili eventi intestinali e naturalmente il peso specifico del pasto assunto.

È di fondamentale importanza, conoscere questi fenomeni in modo da non scoraggiarsi per le eventuali oscillazioni di peso.

In definitiva l'approccio ciclico può essere un'arma a doppio taglio. Se da un lato permette una migliore aderenza alla dieta grazie alla sua maggiore flessibilità, dall'altro ha delle forti implicazioni nei percorsi di dimagrimento. La repentina ripresa di peso dopo la ricarica di carboidrati può indurre una perdita del ritmo del percorso dimagrante e ad uno scoraggiamento dopo essere saliti sulla bilancia. Inoltre, la ripresa del programma può essere difficoltosa dopo un fine settimana di libertà dove si sono assunti alimenti ad alta palatabilità.

È importante dunque conoscere i pro e i contro di questo approccio e capire se è un metodo che va bene per il proprio stile di vita e la propria salute psicologica.

8 LE DIETE CHETOGENICHE CON PASTI SOSTITUTIVI

Abbiamo visto nei capitoli precedenti che alcuni tipi di protocolli prevedono la presenza di pasti sostitutivi. Nel protocollo VLCKD, ad esempio, sono previsti proteine del siero del latte o proteine della soia e del pisello, che sostituiscono la quota proteica di un pasto affinché si possa mantenere stabile la massa magra durante il dimagrimento.

I pasti sostitutivi a base di proteine sono necessari soprattutto nei protocolli liquidi e semiliquidi perché permettono di mantenere la massa magra intatta durante il dimagrimento. Sono formulazioni create appositamente per queste diete perché hanno un alto contenuto di amminoacidi essenziali e ramificati che sono le uniche fonti che permettono di aumentare la sintesi proteica del muscolo. Alcune di queste formulazioni sono private del lattosio (idrolizzate) rendendole più digeribili. Sono regolamentate da specifiche direttive a livello europeo, per cui devono necessariamente contenere determinate quantità di nutrienti e micronutrienti, ma possono avere composizione diversa a seconda della marca.

Altre formulazioni in polvere definite 4:1 o 3:1 sono invece specifiche per le diete chetogeniche classiche e sono formulazioni ad elevato contenuto lipidico, a bassissimo contenuto di carboidrati e arricchite con aminoacidi. Sono integratori ai fini medici speciali per il trattamento delle epilessie farmacoresistenti e di alcuni difetti metabolici.

Oltre alle formulazioni in polvere esistono anche veri e propri alimenti sostitutivi a basso contenuto di carboidrati e ad elevato contenuto proteico. Rappresentano un'alternativa facile e veloce alla preparazione di pasti completi poiché, trattandosi di prodotti confezionati e porzionati, viene meno l'impegno di dover pesare gli ingredienti e cucinare. Considerati gli stili di vita sempre più frenetici, sono sempre più le persone che scelgono di adottare un'alimentazione a base di pasti sostitutivi.

Questi alimenti contengono lo stesso apporto calorico di un pasto principale (colazione, pranzo o cena) e il corretto quantitativo medio di macro e micronutrienti: carboidrati, proteine, grassi, vitamine e minerali.

Il punto di forza di questi prodotti è che sono commercializzati sottoforma di barrette, prodotti da forno come cornetti, fette biscottate, plumcake, biscotti, creme spalmabili, zuppe pronte, omelette, lasagne, minestre e pasta proteica.

Contengono una elevata quantità di fibre alimentari e mucillagini, che conferiscono una sensazione di sazietà prolungata nonostante le dimensioni ridotte.

Nell'ambito dei prodotti sostitutivi ne esistono diversi tipi con contenuto proteico e di zuccheri diversi. Per questo motivo è difficile scegliere il giusto pasto sostitutivo in un regime chetogenico e dunque spesso vengono commercializzati tramite canali medici, in quanto inseriti all'interno di un protocollo di diete a scopo dimagrante. Si differenziano da quelli venduti comunemente nei supermercati in quanto quest'ultimi seppure abbiano una ottima quota proteica, possono contenere anche carboidrati e zuccheri semplici.

La caratteristica dei pasti sostitutivi è quella di dare una sensazione di dolce e di normalità alla propria alimentazione. Il motivo per cui hanno un sapore dolce e gradevole è dato dalla presenza dei polioli.

I polioli sono dolcificanti di origine vegetale che in base alla loro tipologia non vengono assimilati o vengono assimilati solo in parte.

Sono edulcoranti che si trovano negli alimenti formulati appositamente per le diete chetogeniche o low carb. Riconoscerli è semplicissimo, poiché nella tabella nutrizionale viene riportata la voce "di cui polioli:".

I polioli sono carboidrati presenti in natura o sintetizzati chimicamente, che hanno diverse caratteristiche, tra cui il loro potere dolcificante e un basso o bassissimo apporto di calorie. Vengono chiamati anche polialcoli.

Tra i principali polioli troviamo il sorbitolo, il mannitolo, l'eritritolo, lo xilitolo e il maltitolo.

I polioli naturali, il sorbitolo, l'eritritolo, il mannitolo e lo xilitolo, li troviamo in natura e sono contenuti nei comuni alimenti. Mentre quelli artificiali, come il maltitolo, sono sintetizzati chimicamente.

I polioli vengono utilizzati come dolcificanti, anche grazie al loro basso apporto calorico, inferiore a quello dello zucchero tradizionale. Solitamente un grammo di polioli possiede circa 2 kcal, contro le 4 kcal per grammo dello zucchero. L'unico a non avere calorie è l'eritritolo che spesso viene utilizzato anche per le preparazioni di dolci chetogenici.

Inoltre, hanno un basso indice glicemico, pertanto fanno innalzare meno la glicemia rispetto ad altri zuccheri e carboidrati.

Nelle etichette nutrizionali dei pasti sostitutivi spesso è presente la dicitura: "carboidrati:" di cui "zuccheri:" la quantità di carboidrati in questi casi non è reale in quanto sono tutti derivanti dai polioli e dunque nel calcolo dei carboidrati di una dieta chetogenica bisognerebbe considerare solo gli zuccheri semplici e non i carboidrati complessivi. Nella lista degli ingredienti, posta sempre in confezione, è possibile vedere quali polioli nello specifico sono contenuti nel prodotto, così da stimare con più precisione i carboidrati netti da inserire in una dieta chetogenica. Consideriamo i polioli derivati dall'eritritolo come completamente non assimilabili, mentre tutti gli altri come maltitolo, xilitolo, sorbitolo ecc. per semplicità, vanno considerati come assorbibili per metà.

I polioli se assunti in eccesso possono dare effetti collaterali come distensione addominale, meteorismo o diarrea. Questo perché sono assorbiti lentamente e in modo passivo. Un loro eccesso permane nell'intestino tenue e richiama acqua provocando una sorta di rilassamento addominale. Successivamente i polioli vengono fermentati dai batteri nel colon, con il risultato di una maggiore produzione di gas (idrogeno e metano), gonfiore e a volte anche dissenteria.

Purtroppo, spesso i consumatori, ritenendo questi alimenti privi di zuccheri, eccedono con il loro consumo. Seppur hanno un bassissimo contenuto di carboidrati hanno comunque un loro peso calorico. Spesso il consumatore è tentato a pensare "ne posso mangiare qualcuno in più tanto è chetogenico!". In effetti è così, hanno pochi zuccheri, ma non per questo se ne può abusare in quanto va ad accumularsi alle calorie giornaliere assunte.

In definitiva è utile utilizzare i pasti sostitutivi per le diete chetogeniche? A questa domanda bisogna dare la solita risposta: dipende! Nell'ambito di un percorso di perdita di peso possono essere utili nel "normalizzare" una dieta nei primi mesi soprattutto se chetogenica, ma naturalmente il primo obiettivo deve essere sempre il cambio dello stile alimentare che riesca a mantenere i risultati raggiunti nel lungo periodo.

9 DOMANDE FREQUENTI SULLE DIETE CHETOGENICHE

Di seguito le domande più frequenti che vengono poste nell'intraprendere un regime chetogenico.

È POSSIBILE NON ASSUMERE CARBOIDRATI PER LUNGO PERIODO?

I carboidrati non vengono considerati nutrienti essenziali al pari di alcuni grassi, aminoacidi o vitamine in quanto l'organismo umano ha la capacità di sintetizzare glucosio a partire dagli aminoacidi o dal glicerolo (un componente degli acidi grassi) ed i fabbisogni energetici possono essere soddisfatti anche dai lipidi e dalle proteine in carenza di carboidrati. Nonostante ciò, è necessario introdurre una quota di carboidrati sia per prevenire una eccessiva perdita delle proteine corporee della massa magra (altrimenti l'organismo trasforma le proteine della massa magra in glucosio) sia per evitare un accumulo eccessivo di metaboliti come i corpi chetonici e l'urea. Inoltre, molti cibi che contengono carboidrati apportano vitamine, minerali e fibre che sono importanti anche per l'equilibrio della flora intestinale. È per questo motivo che oltre all'integrazione, la dieta chetogena prevede comunque l'assunzione di una piccola quota di carboidrati.

PER QUANTO TEMPO POSSO FARE UNA DIETA CHETOGENICA?

Le tempistiche dipendono molto dal tipo di protocollo

utilizzato e dalla patologia da trattare.

In generale è sconsigliato fare una dieta chetogenica a scopo dimagrante per oltre tre mesi, ma è possibile prolungare questo periodo se il professionista sanitario lo ritiene opportuno in base allo stato nutrizionale e alle analisi del sangue.

PERCHE' NON ENTRO IN CHETOSI?

I motivi che possono portare all'uscita della chetosi oppure una chetosi troppo lieve sono tanti. Uno dei motivi più frequenti è quello di non pesare gli alimenti descritti in dieta. Infatti, anche piccole quantità in eccesso di carboidrati o di proteine possono bloccare la produzione di corpi chetonici. I carboidrati devono essere sempre al di sotto dei 30 g netti altrimenti non viene innescato il processo che trasforma i grassi in corpi chetonici. Anche le proteine se assunte in eccesso vengono trasformate in zuccheri e questo porta l'uscita dalla chetosi. Oltretutto non pesare gli alimenti potrebbe significare assumere calorie in eccesso o in difetto rispetto all'obiettivo oppure assumere poche proteine con relativa perdita di massa magra.

Alcune volte durante il programma è necessario rivedere le quantità di carboidrati, di proteine e di grassi soprattutto nei pazienti che hanno fatto numerose diete o che hanno problemi tiroidei o un metabolismo meno efficiente. Per ovviare a questo problema è possibile fare una moderata attività fisica, non intensa, che induce un incentivo all'innesco della chetosi.

In situazioni di resistenza alla chetosi è possibile utilizzare olio di cocco extravergine o ancora meglio olio MCT al 100%

al posto dell'olio di oliva che potenzia lo stato di chetosi.

Bisogna fare attenzione alla frutta secca in particolare anacardi e pistacchi che contengono una maggiore quantità di carboidrati. La frutta secca seppur ha una alta quantità di grassi va comunque consumata con moderazione.

Bisogna far attenzione ai derivati del latte, imparando a leggere le etichette nutrizionali in quanto alcuni di essi contengono più carboidrati.

Il burro va sostituito con il burro ghee che è la frazione grassa del burro privata del lattosio e delle proteine e dunque con un maggiore rapporto chetogenico.

Non bisogna nemmeno eccedere con alcune verdure come zucca, carciofi, carote, peperoni, cavoli, verza ecc. che contengono più carboidrati rispetto alle altre verdure.

Uno stato di iperidratazione può portare a una diminuzione dei corpi chetonici nelle urine e pertanto il ketur test può rilevare un minore contenuto di corpi chetonici, ma non per questo non vengono prodotti.

Il ketur test è un test che rispecchia la quantità di corpi chetonici presenti nel sangue che vengono espulsi con le urine. Nonostante ciò, questo test è solo una stima di quello che accade realmente nel nostro organismo in quanto risente della concentrazione delle urine e della diuresi e se le strisce reattive sono in buono stato. Se volessimo realmente sapere se stiamo producendo una adeguata quantità di corpi chetonici, il test più attendibile è quello su sangue venoso o su sangue capillare.

Esistono infatti in commercio dei piccoli strumenti come quelli per la misurazione della glicemia, che misurano la quantità di corpi chetonici nel sangue.

SONO IN CHETOSI MA DIMAGRISCO POCO RISPETTO ALLE ASPETTATIVE.

Essere in chetosi non significa necessariamente che la dieta stia funzionando, in quanto mangiare una eccessiva quantità di grassi porta ad aumentare le calorie assunte. Alcune volte infatti capita di assumere come spezza fame mandorle, noci o altri alimenti grassi rispetto a quanto prescritto, con l'idea "tanto è chetogenico" e questo fa sì che l'organismo utilizzi i grassi degli alimenti come fonte energetica piuttosto che estrarli dal tessuto adiposo.

Un altro motivo per cui si dimagrisce di meno rispetto all'atteso è aver fatto numerose diete chetogeniche oppure prolungarle oltre il dovuto. Ogni volta che fai un ciclo di diete l'organismo registra quel tipo di restrizione calorica andando ad adattarsi alla successiva dieta. Questo è un processo che capita con qualsiasi dieta, ma per fortuna solo una bassa percentuale di casi si adatta in modo irreversibile.

POSSO FARE SPORT?

Dipende dal tipo di protocollo che si sta adottando. Se stiamo utilizzando un protocollo VLCKD sia con sostituzione dei pasti, sia alimentare è necessario che l'attività fisica sia molto blanda soprattutto nelle prime settimane a causa del forte deficit energetico che inducono sull'organismo queste diete. Se si sta' seguendo un protocollo hi-fat ipocalorico o normocalorico allora è possibile aumentare anche l'intensità dell'attività fisica. Quello che è necessario è sentire il proprio corpo e modulare l'intensità in base alle proprie energie.

POSSO FARE UN PASTO LIBERO?

Seguire una dieta chetogenica comporta inevitabilmente dimenticarsi di pasta, pane, pizza, dolci, legumi, patate o frutta e di qualsiasi altro alimento ricco di carboidrati. Questo rigido protocollo alimentare infatti, non consente di assumere determinati gruppi alimentari, poiché ciò comporterebbe l'uscita dalla chetosi.

Lo stato di chetosi è un meccanismo del tutto fisiologico che non si instaura "artificialmente" solo in conseguenza di un regime chetogenico, ma subentra anche in condizioni di digiuno. Senza questa capacità di sostituire lo zucchero con i corpi chetonici, ci saremmo estinti in uno dei tanti periodi di carestia che ha affrontato il genere umano.

Dopo 15 ore di digiuno, ad esempio, i corpi chetonici aumentano nel sangue e questa è una dei principali effetti positivi di un altro metodo dietetico chiamato digiuno intermittente.

Durante il passaggio al metabolismo chetogenico, i carboidrati depositati nel muscolo e nel fegato, sottoforma di glicogeno, vengono degradati per far fronte alle richieste di glucosio nei primi giorni di dieta chetogenica. Nei primi giorni di dieta chetogenica si perdono circa 2 kg derivanti da acqua e glicogeno. Successivamente se la dieta è sufficientemente ipocalorica, la perdita di peso avviene soprattutto a carico del tessuto adiposo.

Uscire dalla chetosi con un pasto libero, o addirittura con l'assunzione involontaria di zuccheri, non compromette tutto quello che si è perso precedentemente, almeno che non si faccia una dieta chetogenica a scopi terapeutici per l'epilessia, l'emicrania, patologie metaboliche ecc.

L'errore che si commette durante un percorso di dimagrimento con una dieta chetogenica è quello di attribuire allo stato di chetosi il ruolo di principale generatore della riduzione di grasso, "se sono in chetosi dimagrisco, se ne esco ingrasso o mi blocco". In realtà, il ruolo della chetosi in un percorso dimagrante è quello di un utile supporto alla lipolisi.

Se si parla di dimagrimento, la chetosi è solo uno dei fattori in gioco e non può influenzare in maniera decisiva e l'accumulo del grasso. La chetosi porta con se dei vantaggi sulla fame e sul metabolismo, ma il primo determinante per la perdita di peso è il deficit calorico. Estremizzando il concetto, il dimagrimento si può avere anche con una dieta da 800 kcal costituita per il 60% di carboidrati.

Il blocco del dimagrimento si ha perché si sono assunte molte calorie nel pasto libero e perché viene nuovamente stoccato il glicogeno che come abbiamo visto si porta dietro circa 2,5 litri di acqua.

L'aumento e la riduzione del grasso corporeo sono influenzati principalmente dal bilancio calorico, ovvero dal rapporto tra energia introdotta ed energia spesa (in termini di calorie). I benefici di una dieta chetogenica sul dimagrimento sono infatti per lo più ausiliari.

L'uscita dalla chetosi può far incrementare i livelli di appetito nei giorni successivi a causa dell'aumento dei livelli di insulina nel sangue e di alcuni ormoni della fame. Inoltre, un'eventuale brusca introduzione di carboidrati complessi, dopo diverse settimane di dieta chetogenica, potrebbe causare discomfort intestinale.

Come comportarsi dopo un pasto libero?

La prima cosa da fare, è non farsi assalire dai sensi di colpa!

Chi interpreta un pasto libero come un premio per festeggiare i progressi e gratificarsi per gli obiettivi raggiunti, ottiene più successo nella perdita di peso rispetto a chi lo vive facendosi assalire dai sensi di colpa e dallo sconforto.

Come abbiamo visto, non ci sono danni irreparabili. Un pasto libero ben contestualizzato e programmato nel proprio percorso ha per lo più effetti non drammatici e a volte anche positivi dal punto di vista psicologico.

L'esercizio fisico prima di pasto libero aiuta a veicolare i nutrienti principalmente nel tessuto muscolare, mentre in seguito al pasto libero, per velocizzare l'ingresso in chetosi si può implementare una finestra di digiuno ed incrementare l'attività fisica, così da consumare più rapidamente le scorte di glicogeno. Anche l'olio di cocco/MCT può favorire il rientro in chetosi fornendo acidi grassi pronti all'uso.

Oppure, si può semplicemente riprendere un regime

chetogenico come se nulla fosse, rigenerati e pronti a ripartire. L'importante è vivere con serenità senza farsi prendere dalla nevrosi. A volte le compensazioni non sono neanche necessarie.

Ogni quanto si può fare un pasto libero?

Dipende dalla persona. Il consiglio è di inserire il primo pasto libero dopo almeno 6-8 settimane di alimentazione scrupolosa, così da garantire il pieno shift metabolico ad un metabolismo che utilizza grassi e soprattutto, avere dei risultati da festeggiare.

Da lì in poi, in relazione al punto in cui ci si trova rispetto al proprio obiettivo, si può valutare un inserimento ogni tre/quattro settimane circa, con la possibilità di ridurre man mano le tempistiche a seconda del contesto e della risposta individuale.

Gli sportivi o le persone che hanno raggiunto il proprio obiettivo di peso e vogliono passare ad uno stile alimentare flessibile a lungo termine, possono adottare un protocollo di dieta chetogenica ciclica, inserendo delle ricariche programmate all'interno della settimana bilanciando l'apporto calorico settimanale in relazione all'obiettivo.

10 APPLICAZIONI DELLE DIETE CHETOGENICHE

Attualmente la dieta chetogenica classica e le sue varianti vengono utilizzate come terapia o coadiuvante terapico in numerose patologie:

Patologie metaboliche
Obesità
Iperinsulinemia e insulino-resistenza
Preparazione alla chirurgia bariatrica
Steatosi epatica
Ovaio policistico
Acne
Infertilità maschile e femminile
Lipedema
Patologie neurologiche
Epilessia
Cefalee/Emicrania
Malattie neurodegenerative
Autismo
Patologie tumorali
Glioblastomi e Astrocitomi
Cancro prostatico
Cancro gastrico
Cancro colon retto
Patologie del sistema immunitario
Psoriasi
Artrite reumatoide
Sclerosi multipla
Difetti congeniti del metabolismo

Deficit Glut-1
Deficit Piruvato deidrogenasi
Deficit fosfofruttochinasi
Glicogenosi di tipo V

Da quanto si evince dalla tabella, la dieta chetogenica non è solo una dieta votata al dimagrimento, ma è una importante terapia anche in numerose patologie che beneficiano di questo protocollo. Vediamole nello specifico.

Le diete chetogeniche migliorano la disfunzione mitocondriale e lo stress ossidativo.

I mitocondri sono necessari per l'equilibrio metabolico di tutti gli esseri viventi perché è l'organello centrale responsabile della produzione di energia cellulare. Il malfunzionamento mitocondriale provoca stanchezza eccessiva e altri sintomi comuni in molte malattie croniche.

Lo stress ossidativo è causato da una discrepanza tra la creazione e l'accumulo di specie reattive dell'ossigeno mitocondriale (ROS) comunemente detti radicali liberi da parte delle cellule e la capacità del sistema biologico di disintossicare questi prodotti. Alti livelli di ROS mitocondriali promuovono il danno ossidativo intaccando proteine, lipidi e acidi nucleici. Il ruolo dello stress ossidativo in varie malattie come il cancro, il diabete, i disordini metabolici, l'aterosclerosi e le malattie cardiovascolari è ben noto.

Si pensa che la dieta chetogenica abbassi lo stress ossidativo attraverso i corpi chetonici che fungono da spazzini andando a prevenire l'invecchiamento cellulare.

Le diete chetogeniche hanno effetti antinfiammatori.

L'effetto delle diete chetogeniche nel diminuire l'infiammazione è stato dimostrato in numerosi studi sull'uomo e sugli animali. I corpi chetonici inducono il rilascio di sostanze (citochine) antinfiammatorie e abbassano quelle pro-infiammatorie. Inoltre, lo stato simile al digiuno simulato dalla dieta chetogenica, contribuisce alla neuroprotezione aumentando i livelli di corticosterone e inducendo la morte delle cellule malate.

Le diete chetogeniche combattono le caratteristiche associate alla malignità del cancro.

Principalmente, le cellule tumorali si nutrono di glucosio per sopravvivere e proliferare attraverso la glicolisi accelerata, un fenomeno noto come "effetto Warburg". La dieta chetogenica è stata studiata come un metodo semplice, tollerabile e non costoso per combattere questo effetto e ritardare la genesi dei tumori. Gli studi hanno rivelato che la dieta chetogenica può proteggere le cellule sane dagli effetti tossici della chemioterapia promuovendo al tempo stesso la morte delle cellule tumorali. Gli studi hanno anche dimostrato che i chetoni possono avere un effetto anticancro cerebrale promuovendo uno stato metabolico con proprietà antinfiammatorie, anti-angiogeniche e pro-apoptotiche (morte programmata delle cellule malate) che aiuta a ridurre la crescita del tumore al cervello.

Anche il cancro gastrico è uno dei tumori che hanno

dimostrato beneficiare della dieta chetogenica.

Il glioblastoma, un tipo aggressivo di cancro al cervello, è stato associato a una sopravvivenza bassa dopo il fallimento delle terapie antitumorali convenzionali. Le cellule di glioblastoma dipendono fortemente dal glucosio per ottenere l'energia necessaria per proliferare. Gli studi hanno dimostrato che le cellule di glioblastoma non possono utilizzare i chetoni come fonte di energia quando il glucosio è assente a causa della loro bassa espressione di enzimi chetolitici, a differenza delle normali cellule cerebrali. Pertanto, la chetosi nutrizionale ha arrestato selettivamente la crescita del cancro in quanto le cellule tumorali non hanno nessuna fonte energetica per proliferare.

Le diete chetogeniche combattono le sindromi metaboliche, l'insulino-resistenza e il diabete di tipo 2.

L'insulina è un ormone proteico secreto dal pancreas con funzioni soprattutto anaboliche, cioè permette di far assimilare i nutrienti assunti attraverso l'alimentazione. Grazie all'insulina il corpo permette di regolare la glicemia entro limiti accettabili per aiutare cervello, muscoli e fegato a lavorare bene e costantemente.

Quando produciamo molta insulina, l'organismo mette in atto strategie di difesa in cui i tessuti prendono solo la quantità di ormone che interessa mentre il resto rimane liberamente nel sangue con una conseguente iperinsulinemia compensatoria. Questa situazione di difesa viene definita insulino-resistenza.

Con il termine insulino-resistenza si definisce quel

fenomeno in cui le cellule diventano resistenti all'azione dell'insulina e necessitano di dosi progressivamente maggiori dell'ormone per lasciar entrare il glucosio al loro interno.

Gli organi più colpiti sono il muscolo scheletrico, il fegato, il tessuto adiposo, l'ovaio e l'utero.

L'insulino-resistenza è uno stato metabolico complesso che influisce sull'utilizzo dell'energia e stimola la deposizione di grasso "ectopico" negli organi non adiposi, in particolare nel muscolo scheletrico, nel cuore, nel pancreas e nel fegato. A livello del muscolo scheletrico, ostacola la capacità di assorbire il glucosio plasmatico, che si traduce in una deviazione del glucosio verso il fegato dove viene convertito e immagazzinato in grasso.

In molti casi l'insulino-resistenza è il preludio della sindrome metabolica e del diabete che provocano danni soprattutto al sistema cardiovascolare.

Come il diabete tipo 2, anche la sindrome metabolica si radica e si sviluppa in uno stile di vita e di alimentazione errato che aumenta il rischio di patologie cardiache e rappresenta un campanello d'allarme da non sottovalutare. I segnali che indicano la presenza di questa patologia sono i seguenti:

• Girovita largo (il grasso addominale è un fattore di rischio significativo per le malattie cardiache, rispetto a quello dei fianchi e dei glutei);

• Livelli elevati di trigliceridi nel sangue;

• Pressione alta;

• Un basso livello nel sangue del colesterolo buono, definito anche HDL;

• Livelli di glicemia sopra la norma, detta anche iperglicemia.

Il quadro dei sintomi fa comprendere quanto sia indispensabile a seguito di una diagnosi di sindrome metabolica procedere con la perdita di peso. La dieta chetogenica, soprattutto la VLCKD, è utile a ridurre il grasso corporeo in generale e, in particolare, il grasso viscerale. Infatti, il grasso viscerale è più attivo nel generare infiammazione e insulino-resistenza.

La diagnosi di insulino-resistenza spetta al medico e viene effettuata in base a segni e sintomi (stanchezza o sonnolenza post-prandiale, segni di achantosis nigricans) e in base agli esami di laboratorio (curva da carico della glicemia e dell'insulina). Una curva glicemica e insulinemica alterata può essere sintomo di insulino-resistenza

La strategia più efficace è la modifica dello stile di vita e dello stile alimentare. Un' attività fisica mista, di tipo aerobico e anaerobico permette di migliorare la sensibilità insulinica di muscoli e fegato determinando un netto miglioramento della sintomatologia. Tale approccio in prima battuta è da preferire a farmaci che spesso portano ad effetti collaterali.

Una dieta a basso carico di carboidrati porterà ad una diminuzione dell'insulina; infatti, la sua quantità è direttamente proporzionale ai carboidrati assunti nel pasto. Spesso, con le diete mediterranee e convenzionali la perdita di peso è molto lenta a causa del forte squilibrio del metabolismo degli zuccheri e della forte infiammazione causata dalla resistenza insulinica. È importante, in questi casi, dare una "scossa" all'organismo affinché l'insulina scenda velocemente. Bisogna dunque intervenire con diete speciali e in questo contesto le diete chetogeniche sono molto efficaci proprio per il loro effetto diretto sull'insulina. La scelta della tipologia di protocollo chetogenico è dettata dalla gravità dell'insulino-resistenza e dal grado di sovrappeso. In caso di presenza della sola insulino-resistenza basta seguire anche solo la dieta chetogenica alimentare lievemente ipocalorica, mentre in casi di insulino-resistenza grave e iperinsulinemia è necessario seguire un protocollo VLCKD, in particolare se associata ad una obesità moderato-grave.

Oltre all'impatto positivo sulla gestione del peso, la chetosi nutrizionale può migliorare il controllo glicemico e ridurre l'uso di farmaci.

Già nel 1983, alcuni scienziati dimostrarono la capacità di VLCKD di ridurre il glucosio sierico e migliorare il metabolismo generale del glucosio.

Nei pazienti con diabete di tipo 2, le VLCKD sono associate a una ridotta necessità di insulina esogena; l'aumento dei livelli di chetoni è inversamente correlato ai livelli di generazione di glucosio epatico, suggerendo che livelli più elevati di chetoni sono associati a un migliore controllo glicemico. Diversi studi hanno dimostrato che i pazienti con diabete di tipo 2 trattati con VLCKD rispetto alla normale dieta ricca di carboidrati, avevano una quantità molto inferiore di insulina rilasciata in risposta a un pasto e richiedevano meno insulina per raggiungere e mantenere un livello di glucosio nel sangue più basso. Oltre la metà dei pazienti è stata in grado di interrompere o ridurre i farmaci per il diabete dopo essere passati all'intervento VLCKD.

Una volta equilibrato il quadro clinico, è possibile seguire una dieta mediterranea per stabilizzare i risultati.

Le diete chetogeniche sono efficaci nella perdita di peso.

L'obesità è un eccessivo accumulo di grasso corporeo la cui genesi è data dall' ambiente in cui viviamo, dall'alimentazione, dalla genetica ed dagli ormoni. L'obesità si presenta come una "minaccia sottovalutata" capace di portare nell'organismo uno stato di infiammazione cronica che fa da substrato a tutta una serie di malattie quali ipertensione, resistenza all'insulina, iperglicemia e sindrome metabolica. La task force europea di EASO (European Association for the Study of Obesity) ha recentemente proposto la dieta chetogenica, come strategia nutrizionale di partenza nella gestione dell'obesità. Gli studi a disposizione hanno mostrato che l'impiego di una chetogenica VLCKD comporta non solo una significativa perdita di peso, ma anche un importante miglioramento di tutta una serie di parametri della composizione corporea ed ematochimici.

Le diete chetogeniche sono efficaci nelle patologie neuronali.

La dieta chetogenica nasce più di cento anni fa, nel 1921, per trattare l'epilessia, ma nel giro di un decennio ampliò il proprio spettro di indicazioni ad altre patologie, come l'emicrania. Attualmente è la terapia di prima scelta e salva vita di alcune malattie neurogenetiche aventi una base metabolica, come per esempio il deficit di Glut1, che colpisce decine di bambini anche in Italia. Ci sono studi promettenti in corso anche su altre patologie neurologiche, come l'Alzheimer, la sclerosi multipla e l'autismo.

In diversi studi, la maggioranza dei pazienti affetti da emicrania o da cefalea a grappolo (una forma rara ma molto più disabilitante, che colpisce un solo emisfero cerebrale e consiste in dolori lancinanti periorbitali) ha avuto una drastica riduzione dei propri attacchi fin dal primo mese di terapia con dieta chetogenica. I meccanismi sono molteplici e chiamano in causa sia i chetoni, che agiscono come un farmaco neuroprotettore ed energizzante per il cervello costantemente infiammato e in deficit energetico tipico degli emicranici (che infatti spesso presentano anche fatica cronica e fibromialgia), sia la regolazione insulinica (perché gli emicranici sono spesso insulinoresistenti).

È noto che l'eccessiva ROS (radicali liberi) e la disfunzione mitocondriale sono caratteristiche centrali delle malattie degenerative del cervello, che provocano effetti cerebrali dannosi, inclusi danni al DNA, ai lipidi e alle proteine. Si ritiene che la dieta chetogenica offra una grande opportunità di neuroprotezione attraverso i suoi effetti antinfiammatori e antiossidanti, oltre alla sua capacità di migliorare la disfunzione mitocondriale come spiegato nei paragrafi precdenti. Questi effetti sono principalmente dovuti alla chetosi nutrizionale, alla ridotta concentrazione di glucosio e insulina nel sangue. Un altro possibile meccanismo di neuroprotezione associata alla dieta chetogenica è la sua proprietà energetica. È stato dimostrato che i corpi chetonici forniscono più energia al cervello rispetto al glucosio.

Una delle opportunità più promettenti, inoltre, è il trattamento dell'Alzheimer. È stato osservato che una sua somministrazione a lungo termine ha un ruolo protettivo e terapeutico nel suo trattamento.

I corpi chetonici, inoltre, possono aiutare la rigenerazione degli assoni demielinizzati, la patologia primaria della sclerosi multipla, mostrando risultati promettenti, in particolare sulla malattia di tipo recidivante.

Le diete chetogeniche sono efficaci nel trattamento della sindrome dell'ovaio policistico.

La sindrome dell'ovaio policistico (PCOS) è un disturbo endocrinologico comune delle donne in età riproduttiva. Si presenta con irregolarità mestruali, irsutismo, infertilità ed eccesso di androgeni.

La PCOS è collegata all'obesità e ad altri disturbi metabolici, insulino-resistenza, dislipidemia, steatosi epatica e sindrome metabolica. Il suo meccanismo fisiopatologico si basa principalmente sull'eccessiva secrezione di androgeni da parte delle ovaie e delle ghiandole surrenali, dovuta a un'alterata sintesi degli ormoni ovarici e dell'insulina.

L'insulino-resistenza è una caratteristica chiave nelle donne affette da PCOS in quanto innesca un'eccessiva sintesi di testosterone. Questi meccanismi sono confermati dal miglioramento clinico osservato nelle pazienti con PCOS con riduzione del peso e interventi terapeutici che sensibilizzano l'insulina. Pertanto, la perdita di peso e il miglioramento dell'insulino-resistenza fanno parte degli interventi terapeutici per il trattamento della PCOS.

Per la diagnosi, sono sufficienti due su tre dei criteri di Rotterdam 2003:

- oligomenorrea (mestruazioni molto ridotte) e/o anovulazione (assenza di ovulazione);

- segni clinici e biochimici di iperandrogenismo (aumento degli ormoni maschili come il testosterone);

- diagnosi ecografica di ovaie policistiche;

- esclusione di altre condizioni endocrine che possono simularne il quadro clinico.

La sindrome dell'ovaio policistico comporta problemi clinici e sintomi complessi:

-disturbi ovulatori e irregolarità mestruale: oligomenorrea 60% dei casi, polimenorrea 6% (anticipo delle mestruazioni), amenorrea 30% (assenza di mestruazioni);

- segni clinici di iperandrogenismo: irsutismo 30-60% (aumento della peluria in determinate zone del corpo), acne-seborrea 40-60% e alopecia;

- alterazione della fertilità o sterilità (40-60%);

- alterazioni metaboliche quali sovrappeso, sindrome metabolica, insulinoresistenza (40-50%).

Alla valutazione ecografica si nota un aumento del volume dell'ovaio, con un aumento del numero dei follicoli.

Dalle analisi ematochimiche si riscontrano spesso anomalie nella concentrazione di alcuni ormoni tra cui:

- Aumento del testosterone;

- Aumento dell'androstenedione prodotto prevalentemente dall'ovaio;

- Elevate concentrazioni di LH;

- Elevato rapporto LH/FSH;

- Iperinsulinemia e insulinoresistenza (diagnosticate tramite curva da carico e/o indice di HOMA);

- Disordini lipoproteici: aumento di LDL e Trigliceridi, diminuzione dell'HDL.

In generale, la gestione ponderale nelle donne con PCOS è più complicata in quanto sono più inclini all'aumento di peso, e il loro eccesso di androgeni aumenta l'adiposità addominale. Inoltre si riscontra spesso una difficoltà di dimagrimento

Le donne con un eccesso di androgeni riportano un aumento del desiderio di carboidrati.

Diverse diete sono state testate per la loro efficacia nella riduzione del peso e alcune sono risultate migliori di altre.

La dieta chetogenica ha dimostrato di avere effetti positivi sulle donne con PCOS. In uno studio su donne in età riproduttiva con PCOS, in sovrappeso/obese trattate con una dieta VLCKD i livelli sierici di insulina e testosterone a digiuno sono diminuiti significativamente, così come una notevole riduzione di peso. Un altro studio che ha confrontato la dieta chetogenica con una dieta standard mediterranea ha dimostrato che la dieta chetogenica ha migliorato la resistenza insulinica e ridotto i livelli di glucosio e testosterone nel sangue, con un impatto positivo sulle condizioni mediche.

Una recente presa di posizione della Società Italiana di Endocrinologia ha suggerito un programma dimagrante con una dieta chetogenica a bassissimo contenuto calorico per pazienti in sovrappeso/obese con PCOS non responsivo alla dieta mediterranea per migliorare l'insulino-resistenza, le disfunzioni ovulatorie e l'iperandrogenia.

Uno studio pilota ha dimostrato che la dieta chetogenica seguita per sei mesi riduce la secrezione di androgeni, aumenta la globulina legante gli ormoni sessuali (SHBG) e migliora la sensibilità all'insulina, normalizzando così la funzione endocrina, che ha effetti benefici nel trattamento delle donne con PCOS. Inoltre, sono migliorati quasi tutti i parametri relativi alla PCOS, compreso il rapporto LH/FSH, i livelli di LH, testosterone libero, estradiolo e progesterone.

Le diete chetogeniche alleviano il dolore infiammatorio.

Fisiologicamente, l'infiammazione acuta protegge il corpo

da vari agenti patogeni e migliora la riparazione dei tessuti, mentre l'infiammazione cronica non serve per meccanismi protettivi e può provocare danni ai tessuti inducendo dolore cronico. L'attivazione di vari mediatori infiammatori causa la sensibilizzazione dei neuroni associata al dolore periferico, portando al cosiddetto "dolore infiammatorio".

Studi recenti hanno esaminato le possibilità della dieta chetogenica come strategia terapeutica per il dolore infiammatorio. Quando l'infiammazione è stata indotta nei modelli di topi e ratti trattati con una dieta chetogenica, l'allodinia tattile (l'allodinia è un dolore suscitato da uno stimolo che normalmente non è in grado di provocare una sensazione dolorosa) è stata notevolmente ridotta. La dieta chetogenica inoltre ha migliorato la rigenerazione neurale periferica.

La dieta chetogenica migliora la gestione del dolore nel lipedema.

Il lipedema è una patologia che interessa in maniera pressoché esclusiva il sesso femminile. Viene definita anche sindrome dei due corpi, in quanto è presente una netta sproporzione tra distribuzione del tessuto adiposo nella parte inferiore e quella superiore del corpo ed è una patologia del tessuto connettivo molle che assume una consistenza fibrotica. Una familiarità è presente dal 16 al 64% dei pazienti. La maggiore percentuale di familiarità deriva dalla nonna.

Non è una patologia che deriva dall'obesità, ma è una patologia a sé stante, e può essere aggravata dall'obesità. Infatti, esistono numerose donne normopeso affette da lipedema. Proprio nelle persone affette da lipedema in presenza anche di obesità, la stessa chirurgia bariatrica non risolve la patologia, ma anzi in numerosi casi accentua il dimorfismo tra la parte alta e la parte bassa del corpo.

Quando il lipedema colpisce la metà inferiore delle gambe, i depositi adiposi si interrompono in maniera brusca a livello dei malleoli causando una demarcazione netta tra tessuto patologico e quello normale alla caviglia. Il piede rimane completamente libero. Questo aspetto caratteristico del lipedema viene definito: segno del calzino. Quando il lipedema interessa l'arto superiore lo stesso segno si ritrova al passaggio tra braccio e avambraccio o tra avambraccio e mano (segno del braccialetto). Dunque, nel lipedema le mani e i piedi sono completamente liberi da questa patologia.

Il lipedema si riconosce perché è bilaterale e simmetrico nella distribuzione adiposa. Il tessuto adiposo tende a far perdere la fisiologica conformazione dell'arto che assume un aspetto a tronco d'albero, a colonna greca o a tubo di stufa. In diversi casi si è visto anche che lipedema è associato alla presenza di sarcopenia cioè della perdita di massa muscolare nella zona affetta.

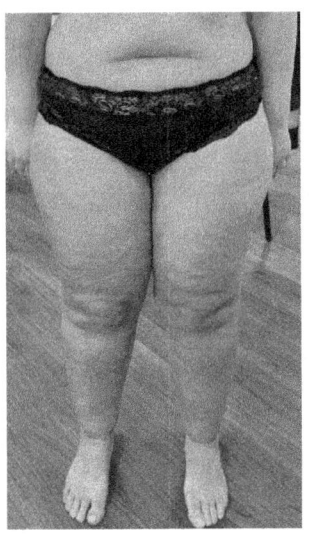

L'esordio clinico avviene nella maggior parte dei casi in età puberale con eventuali peggioramenti in occasione di aumenti ponderali, in gravidanza o con terapie estro-progestiniche. In una buona percentuale dei casi è associata a insulino-resistenza, ipotiroidismo, tiroiditi, disordini mestruali.

Il calo ponderale in seguito a percorsi dietetici e attività fisica ha una influenza modesta sulla diminuzione del volume della parte interessata dal lipedema. Spesso le pazienti riferiscono di dimagrire nella parte superiore del corpo e poco nella parte inferiore.

Il dolore spontaneo è un segno distintivo del lipedema, ma non è sempre presente. In alcuni casi non è presente un vero e proprio dolore, ma un indolenzimento, senso di disagio e pesantezza. Può aumentare con il caldo, con la stazione eretta o seduta prolungata e spesso viene descritto un peggioramento con l'esercizio ad alto impatto, in particolare la corsa.

Alla palpazione possono essere presenti delle nodularità sottocutanee granulari o di maggiori dimensioni in base allo stadio clinico. Queste nodularità sono descritte come palline di polistirolo, piselli o perle fino a dimensioni maggiori come olive o noci.

In alcuni casi viene riportato un edema alla regione distale della gamba che regredisce completamente con il riposo notturno. Spesso il lipedema negli stadi più avanzati può associarsi a linfedema e stasi venosa-linfatica e in questi casi viene definito lipolinfedema.

Molte pazienti riferiscono la tendenza a formare ecchimosi ed ematomi spontanei per traumi minimi, localizzati sempre nell'area del tessuto lipedematoso e mai a livello del tronco.

Nel lipedema gli arti inferiori sono coinvolti nel 97% dei casi, mentre gli arti superiori il 30% dei casi.

Tipi di lipedema

Lipedema Tipo1: coinvolge glutei e fianchi

Lipedema Tipo 2: coinvolge dai glutei fino alla regione interna del ginocchio

Lipedema Tipo 3: coinvolge dai glutei alla caviglia

Lipedema Tipo 4: coinvolge braccio e avambraccio

Lipedema Tipo 5: coinvolge solo gamba

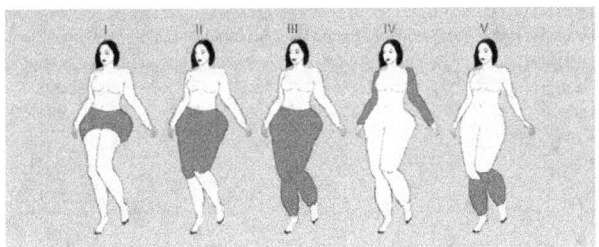

Stadi del lipedema

Lipedema Stage1: superficie cutanea normalmente liscia, ispessimento del tessuto sottocutaneo, alla palpazione piccoli granuli o noduli tipo palline di polistirolo

Lipedema Stage 2: cute irregolare con aspetto a materasso, palpabili noduli con consistenza simili a piselli o perle

Lipedema stage3: larghe estrusioni del tessuto adiposo che causano deformazione dell'arto, soprattutto nella coscia e attorno al ginocchio.

Il trattamento per il lipedema è un approccio integrato a causa della sua multifattorialità. Il trattamento prevede la cooperazione di più figure professionali che a stretto contatto integrano le loro conoscenze. La diagnosi effettuata da un medico esperto in lipedema viene supportata fisioterapisti, nutrizionisti e in caso di necessità anche da psicologi, in quanto spesso il lipedema è associato a bassa autostima, ansia e a volte depressione.

Il trattamento chirurgico per il lipedema in particolare la liposuzione è solo una parte del processo curativo per il lipedema e non è la soluzione definitiva. Diverse soluzioni chirurgiche di liposuzione da parte di chirurghi ultraspecializzati vengono attuate nel lipedema per avere il miglior risultato possibile dal punto di vista funzionale ed estetico.

La maggior parte delle diete classiche ipocaloriche in presenza di lipedema accentuano la sproporzione tra la parte alta e la parte bassa del corpo in quanto il grasso lipedematoso è meno sensibile agli approcci classici.

Attualmente la dieta chetogenica sta prendendo maggior consenso nell'applicazione del lipedema, grazie ai suoi meccanismi che consentono di essere più efficace nel bruciare grasso nelle zone interessate dal lipedema ed è probabilmente la migliore strategia che risponde al lipedema. La dieta chetogenica high fat permette anche di ridurre il dolore, l'edema delle zone affette da lipedema, riduzione della fibrosi e dell'infiammazione e miglioramento della qualità della vita del paziente affetto da lipedema.

Le diete chetogeniche riducono il peso e ripristinano l'anomala distribuzione del grasso nel lipedema

Esistono diverse possibili spiegazioni del motivo per cui le diete chetogeniche sembrano consentire la perdita del grasso localizzato nel lipedema rispetto alle diete convenzionali.

Gli adipociti nel lipedema richiedono livelli di insulina molto più bassi rispetto ad altre cellule adipose affinché si verifichi la lipolisi, in quanto hanno una maggiore insulino-resistenza. Le diete chetogeniche diminuiscono il grado di insulino-resistenza degli adipociti e di conseguenza attivano la lipolisi e diminuiscono il volume delle cellule adipose.

Le diete chetogeniche dunque

riducono l'adiposità complessiva attraverso la lipolisi,

abbassano l'insulina in modo da consentire la lipolisi

prevengono la progressione della malattia.

Le diete chetogeniche riducono il dolore nel lipedema.

L'effetto della restrizione dei carboidrati sul dolore è stato osservato anche in uno studio clinico su donne con lipedema dopo sette settimane di dieta chetogenica. Il dolore è stato significativamente ridotto alla settima settimana, ma è tornato ai livelli precedenti dopo sei settimane di dieta standard, nonostante il mantenimento della perdita di peso. È stato ipotizzato che il dolore nel lipedema sia in gran parte dovuto all'infiammazione e può essere completamente indipendente da qualsiasi perdita di peso. Il dolore, dunque, può essere ridotto grazie alla dieta chetogenica controllando l'infiammazione. I corpi chetonici, infatti, riducono i livelli di infiammazione e di stress ossidativo a livello cellulare.

Le diete chetogeniche riducono combattono la resistenza al dimagrimento nel lipedema.

Le donne affette da lipedema hanno una estrema resistenza al dimagrimento a causa del loro forte adattamento metabolico. La dieta chetogenica per sua natura permette di mantenere stabile il metabolismo grazie al suo contenuto proteico, attraverso la stabilizzazione della massa magra, andando ad agire soprattutto sulla lipolisi.

Le diete chetogeniche combattono l'insulino-resistenza da iperestrogenismo.

Il tessuto adiposo lipedematoso ha una forte sensibilità agli estrogeni ed è per questo che spesso questa patologia peggiora dopo terapie estrogeniche o dopo le gravidanze. Le donne affette da lipedema hanno un potenziamento dei livelli di estrogeni a causa della forte correlazione di questi ormoni con l'insulina. Le diete chetogeniche ripristinano i livelli di estrogeni andando ad influire sulla quantità di insulina totale nell'organismo.

Le diete chetogeniche diminuiscono l'edema e la ritenzione idrica nelle donne affette da lipedema.

L'edema deriva da uno squilibrio di fluidi dovuto a una disfunzione del sistema linfatico, sia per sovraccarico sia per alterato trasporto dei fluidi. Le donne affette da lipedema presentano un aumento del volume della zona interessata a causa dell'infiammazione e della permeabilità capillare. È stato dimostrato che le diete chetogeniche riducono il carico di liquidi del sistema linfatico migliorando, la circolazione periferica e lo stravaso di liquidi nel tessuto interessato.

Il tipo di dieta chetogena proposta per il lipedema dipende anche dal fabbisogno energetico e dal peso della paziente.

Le diete chetogeniche che vengono proposte nel lipedema sono la High Fat costituita dal 70% di grassi, 25% di proteine e 5% di carboidrati e la VLKCD in base anche al grado di sovrappeso.

Nella dieta chetogena high-fat, il 70% di grassi sono dati soprattutto da grassi buoni derivati da frutta secca, olio di cocco, olio di oliva e avocado, con l'eliminazione di tutti i grassi derivanti da cibi processati come prodotti in scatola e insaccati. Le proteine invece derivano soprattutto da animali allevati all'aperto e alimentati con mangimi qualitativamente ottimali. Le fonti di carboidrati sono date soprattutto da verdura e ortaggi ricchi di fibre.

11 RICETTE CHETOGENICHE

Le seguenti ricette hanno tutte un KR maggiore di 1 e sono state specificatamente create per favorire l'entrata in chetosi

COLAZIONI

BULLET PROOF COFFE

INGREDIENTI

Burro chiarificato

Olio di cocco

PROCEDIMENTO

1. Prepara il caffe nella moka (se usi una macchina da caffe espresso va bene lo stesso, se usi la macchina per caffe americano salta il passaggio in cui si allunga il caffe con acqua bollente)

2. Fai bollire 180ml di acqua circa

3. Metti una tazzina di caffe che hai preparato al passaggio 1 in un frullatore

4. Aggiungi l'acqua bollente, l'olio di cocco e il burro chiarificato

5. frulla per 30 secondi

PANCAKE KETO

INGREDIENTI

50 g Farina di mandorle senza glutine

1 Uovo

200 ml Acqua

PROCEDIMENTO

In una ciotola, versate l'uovo e l'acqua. Battete e aggiungete pian piano la farina.

Versate piano la pastella in una piccola padella preriscaldata e sporcata di olio o burro (aiutatevi con un tovagliolo), formando uno strato di circa mezzo dito.

Cuocete per 2-3', a fuoco lento, poi girate.

NOTA: al posto dell'acqua si possono usare bevande vegetali, quali latte di mandorla, latte di cocco senza zuccheri.

TORTINI ALL'ARANCIA E MANDORLE

TEMPO: 15 min.

DIFFICOLTA': facile

PORZIONI: 4-6 persone

INGREDIENTI

- 150 gr olio di semi
- 3 uova
- 200 g farina di mandorle
- 100 g farina di cocco
- 50 gr eritritolo
- 100 ml succo d'arancia
- 50 ml latte intero
- ½ cucchiaio di bicarbonato
- scorza di un'arancia
- mandorle pelate

PROCEDIMENTO

1. In un recipiente sbattete i tuorli insieme all'olio, la scorza, il succo di arancia e il latte; in un altro recipiente

sbattete gli albumi a neve con un pizzico di sale

2. Aggiungete al composto di tuorli le farine setacciate insieme con il bicarbonato e mescolate per non creare grumi; incorporate lentamente gli albumi con una spatola e aggiungete le mandorle; poi distribuite il composto in pirottini o stampini imburrati e infarinati e cuocete in forno a 180° per circa 15 min.!

CRESPELLE AL COCCO CON FRUTTI ROSSI

TEMPO: 10 min.

DIFFICOLTA': facile

PORZIONI: 2 persone

INGREDIENTI

- 3 albumi
- 20 g farina di cocco
- 70 g latte di mandorle
- 10 mirtilli
- 10 lamponi
- 10 more
- eritritolo

PROCEDIMENTO

1. Sbattete gli albumi con farina di cocco e latte, create una pastella omogenea e versatela in padella unta d'olio d'oliva roteandola per distribuire l'impasto, cuocete 1 minuto per ogni lato

2. Tagliate tutta la frutta a metà e cuocetela in un padellino con un bicchierino e 1 cucchiaio di stevia per 2-3 min.

3. Servite le crespelle farcite di frutta!

TORTA AL CACAO ALL'ACQUA

TEMPO: 40 min.

DIFFICOLTA': facile

PORZIONI: 4-6 persone

INGREDIENTI

- 2 uova
- 200 ml acqua
- 350 g farina di mandorle
- 1 cucchiaio colmo di cacao amaro
- 50 ml olio di semi
- 1 pizzico lievito per dolci
- 1 busta vanillina
- 2 cucchiaini eritritolo

PROCEDIMENTO

1. In un recipiente mescolate l'olio con l'acqua, aggiungete l'eritritolo e le uova e sbattete con una frusta; incorporate la farina setacciata con il cacao, la vanillina e il lievito e mescolate per ottenere un composto liscio che dovrà

"scrivere" ovvero dovrà avere cona consistenza omogenea e liscia

2. Trasferite il composto in una tortiera di circa 22-24 cm di diametro imburrata e infarinata e cuocete a 180° per circa 35-40 min.

PLUMCAKE NOCI, MANDORLE, SEMI DI CHIA

TEMPO: 35 min.

DIFFICOLTA': facile

PORZIONI: 4-6 persone

INGREDIENTI

- 220 g farina di mandorle
- 65 g farina di cocco
- 3 g Cremor tartaro
- 3 g bicarbonato
- 320 g latte di mandorle senza zuccheri Alpro
- 90 g olio di semi
- succo di 1 limone
- scorza di 1 limone
- 1 cucchiaio noci tritate
- 1 cucchiaio semi di chia
- 2 cucchiai mandorle tritate

PROCEDIMENTO

Unite tutti gli ingredienti secchi in una ciotola quindi le farine setacciate insieme al Cremor tartaro e al bicarbonato, scorza di limone, frutta secca tritata (eccetto alcune mandorle) e mescolate; versate e filo l'olio, il latte e infine il succo di limone; trasferite il composto in uno stampo per plumcake imburrato e infarinato e decorate con mandorle in superficie; fate cuocere in forno preriscaldato a 180° per 35 min. circa!

BISCOTTI CHETOGENICI PROTEICI MEDICARB

Se ti ritieni una persona pigra e non hai molta voglia di preparare dei biscotti fatti in casa abbiamo una soluzione perfetta per te. Puoi acquistare i biscotti chetogenici della linea Medicarb, un'azienda specializzata nella produzione di prodotti proteici perfetti da inserire nella tua dieta chetogenica.

Ne trovi di 3 tipi, nello specifico:

Frollini proteici gusto nocciola: contengono 131 kcal, 12 gr di proteine, 4,14 gr di carboidrati e 0,05 gr di zuccheri per porzione.

Frollini proteici gusto vaniglia con gocce di cioccolato: contengono 131 kcal, 12 gr di proteine, 4,14 gr di carboidrati e 0,05 gr di zuccheri per porzione.

Nuvole proteiche ricoperte di cioccolato: contengono 177 kcal, 13 gr di proteine, 8,32 gr di carboidrati e 0,10 gr di zuccheri per porzione.

Per una colazione chetogenica possono essere assunti in tisane, te, bevanda di mandorla o di cocco senza zuccheri.

TORTINO CAFFÈ E CIOCCOLATO

TEMPO: 12 min.

DIFFICOLTA': facile

PORZIONI: 4-6 persone

INGREDIENTI

- 60 g farina di mandorle
- ½ cucchiaino di bicarbonato
- 1 cucchiaino succo di limone
- 1 cucchiaio eritritolo
- 1 Uovo
- 60 ml caffè
- 20 g gocce di cioccolato fondente 99%

PROCEDIMENTO

1. In un recipiente mescolate tutti gli ingredienti secchi quali farina, bicarbonato, eritritolo; aggiungete l'uovo, il caffè e il succo di limone e mescolate

2. Incorporate le gocce di cioccolato e trasferite il composto in pirottini, cuocete in forno a 180° per circa 10-12 min.

SPUNTINI

PORRIDGE CON COCCO E CANNELLA

TEMPO: 10 min.

DIFFICOLTA': molto facile

PORZIONI: 2 persone

INGREDIENTI

- 250 ml latte di mandorla senza zuccheri alpro
- 3 cucchiai semi di chia
- 2 cucchiai di scaglie di cocco non zuccherate
- 1 cucchiaio di farina di mandorle
- 1 cucchiaio farina di cocco
- 1 cucchiaino cannella in polvere

PROCEDIMENTO

Versate in un pentolino il latte e aggiungete le farine; scaldatelo per 4 min. e poi spegnete, unitevi i semi di chia, le scaglie di cocco e poi trasferite il composto in due ciotoline; servite il porridge cosparso di cannella in polvere!

YOGURT GRECO CON FARINA DI COCCO E NOCCIOLE

TEMPO: 5 min.

DIFFICOLTA': molto facile

PORZIONI: 1 persone

INGREDIENTI

- 1 vasetto di yogurt greco FAGE 0%
- mezzo cucchiaino di stevia
- 1 cucchiaio di farina di cocco
- 1 cucchiaio di nocciole

PROCEDIMENTO

Tritate le nocciole, unitele allo yogurt insieme alla stevia e alla farina di cocco , mescolate e servite!

UOVA SODE CON SENAPE, CURRY E PARMIGIANO

TEMPO: 7 min.

DIFFICOLTA': molto facile

PORZIONI: 1 persone

INGREDIENTI

- 1 uovo
- 1 pezzetto di parmigiano
- 1 cucchiaino di senape senza zuccheri

PROCEDIMENTO

Fate cuocere l'uovo in un pentolino per circa 7 min. con un cucchiaio di aceto nell'acqua per poterlo spellare meglio; freddate l'uovo sotto acqua corrente, tagliatelo a spicchi e condite con senape e curry; mangiate insieme a 2-3 cubetti di parmigiano reggiano!

PINZIMONIO DI VERDURE

TEMPO: 5 min.

DIFFICOLTA': molto facile

PORZIONI: 1 persone

INGREDIENTI

- 1 gambo di sedano
- 1 cetriolo
- mentuccia fresca
- prezzemolo
- 1 cimetta di cavolfiore
- 1 cucchiaino di aceto
- sale e pepe

PROCEDIMENTO

Lavate il gambo di sedano e privatelo dei filamenti duri; lavate anche il cavolfiore e affettate tutte le verdure a bastoncini di mezzo cm; create una salsina con olio d'oliva, mentuccia e prezzemolo tritati, sale e pepe e mangiate le verdurine crude immergendole nella salsina!

FRUTTA SECCA E YOGURT GRECO

TEMPO: 1 min.

DIFFICOLTA': molto facile

PORZIONI: 1 persone

INGREDIENTI

- 4 pistacchi
- 4 mandorle
- 4 nocciole
- 2 noci
- 1 vasetto yogurt greco fage 0%

PROCEDIMENTO

Tritate la frutta secca unitela allo yogurt e servite!

PRANZI

INSALATA MAZZANCOLLE AVOCADO E MANDORLE

TEMPO: 10 min.

DIFFICOLTA': molto facile

PORZIONI: 2 persone

INGREDIENTI

- 12 code di mazzancolle
- 1 avocado
- 12 mandorle
- 2 cucchiai germogli di soia
- 10 pomodorini freschi
- timo
- sale e pepe

PROCEDIMENTO

Scottate le code di mazzancolle in padella con olio d'oliva, salate e pepate; tritate le mandorle, sbucciate e tagliate l'avocado a fettine, tagliate i pomodorini a metà; unite tutti gli ingredienti in un'insalatiera, aggiungete i germogli e condite con sale, pepe e timo fresco tritato.

BOCCONCINI DI POLLO IN CREMA DI CIPOLLE E ZENZERO

TEMPO: 35 min.

DIFFICOLTA': facile

PORZIONI: 2 persone

INGREDIENTI

- 350 g petto di pollo
- 2 cipolle
- 170 ml latte di mandorle
- 1 radice di zenzero
- 1 cucchiaio farina di mandorle
- sale e pepe

PROCEDIMENTO

1. Affettate le cipolle e fatele appassire in padella con un filo d'olio per 8 min. a fiamma bassa con coperchio; pelate e affettate la radice di zenzero, aggiungetela alle cipolle con il latte e mescolate, fate cuocere per 2-3 min, salate, pepate e frullate tutto in un bicchiere da mixer

2. Tagliate il petto di pollo a bocconcini e fatelo rosolare in padella con un filo d'olio, aggiungete la salsa alle cipolle e

la farina di mandorle, continuate la cottura per addensare la salsa e servite!

OMELETTE AI FUNGHI E AVOCADO

TEMPO: 15 min.

DIFFICOLTA': facile

PORZIONI: 2 persone

INGREDIENTI

- 4 uova
- 3-4 funghi champignon
- ½ cipolla
- 1 cucchiaio di parmigiano
- 3 noci di burro chiarificato
- 1 avocado
- sale e pepe

PROCEDIMENTO

1. Pulite i funghi privandoli della parte sporca del gambo e affettateli a fette di mezzo cm.; tagliate la cipolla a julienne e fatela rosolare in padella, aggiungete i funghi e fateli cuocere per circa 8 min.; sbucciate e tagliate l'avocado a fette

2. Sbattete le uova in un recipiente insieme a sale, pepe, parmigiano e versatele sui funghi, abbassate la fiamma al minimo e coprite; cuocete per 4 min. circa e poi rigirate

l'omelette; servite l'omelette accompagnata da fettine di avocado!

MUFFIN DI TACCHINO CON SPINACI

TEMPO: 40 min.

DIFFICOLTA': facile

PORZIONI: 4 persone

INGREDIENTI

- 700 g macinato di tacchino
- 1 cipolla
- 400 g spinaci lessi
- 1 uovo
- 30 g parmigiano grattugiato
- 150 g fette di fontina
- basilico
- noce moscata
- sale e pepe

PROCEDIMENTO

Tritate la cipolla finemente e fatela rosolare in padella 2 min. con olio d'oliva; strizzate bene gli spinaci e tritate anch'essi;

unite cipolla e spinaci in un recipiente e aggiungete il macinato, l'uovo, il parmigiano, la noce moscata, il sale, il pepe; formate delle polpette, inserite le polpette in pirottini da muffin e adagiateli su una pirofila, coprite le polpette con uno strato di fontina, foglie di basilico e infornate a 180° per 30 min.

SPAGHETTI DI ZUCCHINA ALLE ERBETTE CON SPIGOLA

TEMPO: 15 min.

DIFFICOLTA': media

PORZIONI: 2 persone

INGREDIENTI

- 300 g filetto di spigola
- zeste di 1 limone
- timo
- salvia
- basilico
- prezzemolo
- 2 zucchine
- 1 bicchierino vino bianco secco
- 10 pomodorini pachino
- peperoncino
- sale e pepe

PROCEDIMENTO

1. Lavate e tritate finemente le erbette a coltello e fatele marinare in una ciotolina con olio d'oliva, peperoncino e aglio tritato; lavate le zucchine e passatele nel tagliaverdure a spirale, poi mettetele in una ciotola e conditele con la salsina di erbette

2. In una padella fate rosolare il filetto si spigola con olio d'oliva, regolate di sale e pepe e sfumate con il vino; impiattate le zucchine, adagiateci sopra il filetto tagliato a pezzi e guarnite con zeste di limone!

SALMONE CON RAPA BIANCA ASPARAGI E NOCI

TEMPO: 20 min.

DIFFICOLTA': facile

PORZIONI: 2 persone

INGREDIENTI

- 300 g filetto di salmone
- 1 rapa bianca8 asparagi
- 5 noci
- maggiorana
- 1 spicchio d'aglio
- pecorino grattugiato
- sale e pepe

PROCEDIMENTO

1. Lavate e tagliate la rapa a fettine sottili con la mandolina; tagliate la parte finale del gambo degli asparagi, raschiateli con un pelapatate su tutto il gambo, lavateli e tagliateli a bastoncini di 3-4 cm e sbollentateli per 7 min. in acqua salata

2. Tagliate a cubetti il filetto di salmone e rosolatelo in padella con maggiorana, aglio e olio d'oliva; stendete su un

piatto da portata la rapa bianca condita con olio d'oliva, sale e pepe e adagiate sopra i bocconcini di salmone e gli asparagi; servite il piatto con una spolverata di pecorino grattugiato e noci tritate!

CREMA DI BROCCOLO CON FRUTTA SECCA E PANCETTA

TEMPO: 15 min.

DIFFICOLTA': facile

PORZIONI: 2 persone

INGREDIENTI

- 300 g di broccolo romanesco
- 3 noci
- 1 cucchiaio semi di girasole
- 3 nocciole
- 1 spicchio d'aglio
- 150 g pancetta affumicata
- 70 g ricotta vaccina
- peperoncino
- sale e pepe

PROCEDIMENTO

1. Lavate il broccolo e dividete le cimette, sbollentatelo in

acqua salata aromatizzata con lo spicchio d'aglio per 8 min. circa; tagliate la pancetta a listarelle e rosolatela in padella con peperoncino per qualche minuto

2. Scolate il broccolo e trasferitelo in un bicchiere da mixer, frullatelo con acqua di cottura aggiungendola in base alla consistenza desiderata; tritate tutta la frutta secca e condite la ricotta con sale e pepe; impiattate versando prima la crema di broccolo, poi la pancetta croccante, la frutta secca e quenelle di ricotta!

FIORI DI ZUCCA RIPIENI DI MERLUZZO

TEMPO: 15 min.

DIFFICOLTA': media

PORZIONI: 4 persone

INGREDIENTI

- 12 fiori di zucca grandi e freschi
- 250 g filetto di merluzzo
- 80 g ricotta vaccina
- 2 albumi d'uovo
- 4 alicette sott'olio
- prezzemolo
- sale e pepe

PROCEDIMENTO

1. Tagliate a coltello il filetto di merluzzo, mescolatelo in un recipiente con ricotta, alicette tritate, prezzemolo, sale e pepe

2. Pulite i fiori di zucca e privateli del pistillo interno senza romperli, farcite ogni fiore di zucca con pesce e ricotta e

avviluppate le estremità del fiore per chiuderlo, passate rapidamente i fiori negli albumi sbattuti e friggeteli per circa 3 min. in abbondate olio; scolateli su carta assorbente e servite caldi!

FINOCCHI AL TONNO GRATINATI

TEMPO: 25 min.

DIFFICOLTA': facile

PORZIONI: 2 persone

INGREDIENTI

- 2 finocchi
- 180 g tonno sott'olio sgocciolato
- 1 cucchiaio di capperi
- 1 cucchiaio pecorino grattugiato
- prezzemolo
- sale e pepe

PROCEDIMENTO

1. Lavate i finocchi e separate le foglie; in un recipiente mescolate il tonno con pecorino, prezzemolo tritato, sale, pepe e capperi tritati

2. Farcite le foglie di finocchio con il composto e adagiatele su una teglia foderata con carta forno, condite con olio d'oliva, infornate e cuocete per 25 min. a 180

CENE

SPEZZATINO DI MANZO

TEMPO: 1 h e 30 min.

DIFFICOLTA': media

PORZIONI: 4 persone

INGREDIENTI

- 1 kg di spezzatino di manzo o spalla
- 750 ml brodo di carne
- 1 spicchio d'aglio
- 1 cipolla
- 2 gambi di sedano
- 2 foglie di alloro
- 2 chiodi di garofano
- 1 spicchio d'aglio
- 1 rametto di rosmarino
- bacche di ginepro o di alloro
- salvia
- pepe nero in grani
- 50 g di burro

- sale

PROCEDIMENTO

1. Fate marinare il manzo per circa 24 h in una bacinella con il rosmarino, l'alloro, i chiodi di garofano, la salvia, le bacche, il pepe, l'aglio e olio d'oliva

2. Fate sciogliere il burro in un tegame e fate rosolare a carne a fiamma vivace in modo da sigillare le superfici; abbassate la fiamma e aggiungete un trito di sedano e cipolla, mescolate per qualche min e poi versate il brodo, coprite e fate cuocere per circa un'ora e mezza controllando la consistenza ed eventualmente aggiungete un mestolo di brodo caldo!

BOCCONCINI DI TONNO ALLA CACCIATORA

TEMPO: 10 min.

DIFFICOLTA': media

PORZIONI: 2 persone

INGREDIENTI

- 350 g filetto di tonno fresco
- 10 olive taggiasche denocciolate
- rosmarino
- prezzemolo
- 1 gambo di sedano
- capperi dissalati
- sale e pepe

PROCEDIMENTO

Tagliate il filetto di tonno in cubi di 3 cm; lavate e tritate il sedano a brunoise e fatelo appassire in padella con un filo d'olio, aggiungete le olive e i capperi, unitevi i bocconcini di tonno e fateli rosolare su tutti i lati, aggiungete il prezzemolo tritato, aggiustate di sale e pepe e continuate la cottura con coperchio per circa 10 min. a fuoco basso.

INVOLTINI DI VERZA AL FORNO

TEMPO: 30 min.

DIFFICOLTA': facile

PORZIONI: 4 persone

INGREDIENTI

- 6 foglie di verza
- 1 cipolla
- 300 gr di macinato misto di carne
- 1 uovo
- maggiorana fresca
- 30 g parmigiano grattugiato
- 300 g di passata di pomodoro
- basilico
- sale e pepe

PROCEDIMENTO

1. Private le foglie di verza della venatura centrale dura e lessatele 5 min. in acqua salata; in un recipiente mescolate il

macinato con la cipolla tritata finemente, l'uovo, la maggiorana, il parmigiano, sale e pepe

2. Stendete le foglie di verza e dividetele a metà, in ogni metà adagiate la carne e formate l'involtino, su una pirofila versate metà della passata e conditela con basilico, sale e pepe, trasferite gli involtini sul sugo e poi copriteli con un altro strato di passata, guarnite con basilico e parmigiano e infornate a 180° per circa 30 min.

FLAN DI ZUCCHINE E FORMAGGIO

TEMPO: 35 min.

DIFFICOLTA': facile

PORZIONI: 3 persone

INGREDIENTI

- 5 zucchine
- 3 uova
- 2 tuorli
- 20 gr di parmigiano
- 200 ml di panna granarolo
- 100 ml di latte di mandorle
- 30 g pesto
- sale e pepe

PROCEDIMENTO

1. Lavate le zucchine, grattugiatele e strizzatele bene mettendole dentro un tessuto filtrante fino a spremere tutta l'acqua contenuta; in un recipiente sbatte latte, panna e uova, salate e pepate; aggiungete le zucchine, il pesto e il parmigiano

2. Trasferite il composto in pirottini e cuoceteli per 35 min. a 180° in forno!

SPIEDINI DI GAMBERONI AVVOLTI IN BACON

TEMPO: 15 min.+ 1 h marinatura

DIFFICOLTA': facile

PORZIONI: 2 persone

INGREDIENTI

- 10 gamberoni
- 1 spicchio d'aglio
- peperoncino
- 10 fette di bacon
- 1-2 zucchine
- prezzemolo
- sale e pepe

PROCEDIMENTO

1. Sgusciate i gamberoni e lasciateli marinare per un'ora con aglio a fette, peperoncino, prezzemolo tritato e olio d'oliva; lavate le zucchine, tagliatele con la mandolina a fette sottili per il lungo e grigliate le fette su piastra in ghisa o griglia

2. Prendete i gamberoni, salate, pepate e avvolgeteli prima con una fetta di zucchina, poi con una di bacon; inseriteli sugli spiedini, grigliateli sulla padella in ghisa per 2 min. su ogni lato

e servite cosparsi di una salsina con prezzemolo tritato e olio d'oliva!

CAPONATA DI PESCE SPADA

TEMPO: 30 min.

DIFFICOLTA': media

PORZIONI: 4 persone

INGREDIENTI

- 3 melanzane
- 600 g filetto di pesce spada
- 150 g olive verdi
- 70 g capperi
- 2 coste di sedano
- 2 cipolle
- 20 pomodorini pachino
- dolcificante stevia
- 1 bicchiere di aceto di vino
- sale e pepe

PROCEDIMENTO

1. Lavate le melanzane e tagliatele a cubetti, fatele rosolare in padella 10 min a fiamma moderata con olio d'oliva

e mettetele da parte; lavate e tagliate i pachino a metà, tagliate il pesce spada a cubetti

2. Nella padella in cui avete cotto le melanzane fate rosolare il pesce spada con un trito di cipolla e sedano, aggiungete i pachino, i capperi, le olive; spadellate e fate amalgamare gli ingredienti, cuocete fin quando i pomodori non risultano morbidi, aggiungete le melanzane e dolcificate con della stevia, sfumate con l'aceto e aspettate evapori; la caponata è pronta per essere servita!

CALAMARI SU CREMA DI MELANZANE E BOTTARGA

TEMPO: 35 min.

DIFFICOLTA': facile

PORZIONI: 2 persone

INGREDIENTI

- 2 melanzane
- 3 calamari
- peperoncino
- 1 cipolla
- 1 cucchiaio di bottarga grattugiata
- 1 spicchio d'aglio
- sale e pepe

PROCEDIMENTO

1. Lavate le melanzane e adagiatele su una teglia da forno foderata con carta forno, fatele cuocere in forno a 180° per circa 25 min. e gli ultimi 5 min a funzione grill; una volta cotte spellatele dalla buccia, tritatele con un coltello di legno apposito o con uno normale se non lo possedete

2. In una padella fate rosolare la cipolla tritata con olio

d'oliva, aggiungete la crema di melanzane e fatela cuocere per circa 7 min.; al termine frullate la crema con un mixer

3.   Pulite i calamari eliminando denti, occhi e cartilagine interne e tagliateli a rondelle di 2 cm, fateli rosolare in padella con aglio e peperoncino per circa 4 min. a fiamma vivace

4.   Servite la crema di melanzane con sopra i calamari e una spolverata di bottarga grattugiata!

ORATA SPEZIATA IN CROSTA DI ASPARAGI E ZUCCA

TEMPO: 15 min. + 30 min. marinatura

DIFFICOLTA': facile

PORZIONI: 2 persone

INGREDIENTI

- 2 filetti d'orata
- erbette aromatiche timo, salvia, rosmarino, salvia
- 2 asparagi
- 1 spicchio d'aglio
- 150 g zucca
- 2 fette di limone
- semi di zucca
- sale e pepe

PROCEDIMENTO

1. Fate marinare i filetti d'orata con un trito di erbette aromatiche, aglio, sale, pepe e olio d'oliva per mezz'ora; pelate gli asparagi e tagliate la parte finale del gambo, tagliateli a fette

sottili in diagonale; sbucciate e tagliate anche la zucca a fettine sottili con la mandolina

2. Trasferite il filetto su una teglia con carta forno, coprite con fette di asparagi alternate a fette di zucca, aggiungete anche qualche semino di zucca e affianco ai filetti le fette di limone, condite con olio d'oliva e cuocete in forno per circa 15 min a 180°!

11 MENU SETTIMANALE HI-FAT

I seguenti giorni sono relativi ad una dieta chetogenica ad alto contenuto di grassi senza alcun tipo di preparazione dei pasti, facile e pratica. Sono tutti menu con un rapporto chetogenico maggiore di 1. Le calorie spaziano dalle 1500 alle 1900.

Lunedì

Colazione: 150g di yogurt greco 0% + 30 g di mandorle

Pranzo: 200 g di salmone + 30 g di scaglie di parmigiano + 1 cucchiaio di olio extravergine d'oliva + 150 g di songino

Spuntino: 1 cubetto di grana da 30 g

Cena: 150 g di spigola al forno + 100 g di insalata mista + 100 g di pomodori + 1 cucchiaio di olio extravergine di oliva

Martedì

Colazione: bullet proof coffe con 30 g di noci

Pranzo: 100 g di bistecca di maiale ai ferri + 150 g di cetriolo + 100 g di stracchino + 1 cucchiaio di olio extra vergine di oliva

Cena: 100 g di feta + 150 g insalata mista + 100 g di avocado

Mercoledì

Colazione: 50 g di ricotta + 40 g di noci + 20 g di cioccolato extra fondente al 90%

Pranzo: 200 g di filetti di tonno all'olio sgocciolato + 80 g cavolfiori

Spuntino: yogurt greco 0%

Cena: 150 g di petto di pollo + 2 cucchiai di olio extravergine d'oliva + 100 g di avocado + 50 g di pomodori

Giovedì

Colazione: 200 g di yogurt greco 0% + 35 g di cocco fresco + 30 g di burro di arachidi

Pranzo: una fritta di zucchine di 2 uova + 50 g di olive verdi + 2 cucchiai di olio extravergine di oliva

Cena: 150 g di mozzarella di bufala + 100 g di pomodori + 30 g di semi di lino + 1 cucchiaio di olio extra vergine di oliva

Venerdì

Colazione: 50 g di ricotta con 20 g di cioccolato extra fondente al 90%

Pranzo: 150 g di hamburger di scottona + 30 g di grana in scaglie + 100 g di rucola + 4 cucchiai di olio extra vergine di oliva

Cena: 240 g di filetti di orata grigliati in scatola + 100 g di pomodori + 100 g di avocado + 1 cucchiaio di olio extravergine di oliva

Sabato

Colazione: pancake Keto + 20 g burro di mandorle 100%

Pranzo: 130 g di pesce spada + 3 cucchiai di olio extra vergine di oliva + 2 cucchiai di succo di limone + 200 g di songino

Cena: 130 di filetto di manzo + 3 cucchiai di olio extravergine di oliva + 20 g di grana in scaglie + 100 g di rucola

Domenica

Colazione: Bevanda di mandorla senza zuccheri + 20 g cioccolato extra fondente al 90%

Pranzo: 200 g di polpo all'insalata + 30 g grana in scaglie + 100 g di rucola + 30 g di olive + 4 cucchiai di olio extravergine di oliva

Cena: 2 uova al purgatorio + 100 g di songino + 100 g di avocado + 1 cucchiaio di olio extravergine d'oliva

12 DIETA CHETOGENICA MEDICARB

Il protocollo Medicarb è una dieta chetogenica mista con sia alimentare sia con pasti sostitutivi. In questo tipo di protocollo la presenza non esclusiva di alimenti sostitutivi permette di avere una maggiore aderenza alla dieta chetogenica senza abbandonare completamente l'alimentazione naturale e dando la sensazione di mangiare anche qualcosa di dolce. Non è dunque un protocollo esclusivamente con pasti sostitutivi. I prodotti sono fatti con materie prime italiane e prodotti in Italia, senza OGM e senza glutine.

Lunedì

Colazione: Bevanda a base di cocco senza zuccheri + 3 Frollini con gocce Medicarb

Pranzo: 1 porzione di fusilli Medicarb alle zucchine + 30 g di scaglie di parmigiano + 1 cucchiaio di olio extravergine d'oliva + 150 g di songino

Spuntino: 1 porzione di stick al rosmarinoMedicarb

Cena: 200 g di pesce spada alla griglia + 100 g di insalata mista + 100 g di pomodori + 1 cucchiaio di olio extravergine di oliva

Coccola serale: 1 frollino Medicarb ricoperto di cioccolato

Martedì

Colazione: Bevanda a base di mandorla senza zuccheri + 3 Frollini alla nocciola Medicarb

Pranzo: 1 porzione di penne Medicarb al pomodoro + 30 g di scaglie di parmigiano + 1 cucchiaio di olio extravergine d'oliva + 150 g di zucchine

Spuntino: 1 porzione di stick al pomodoro Medicarb

Cena: 200 g di hamburger di scottona + 100 g di insalata mista + 100 g di pomodori + 1 cucchiaio di olio extravergine di oliva

Coccola serale: 1 frollino all'arancia ricoperto di cioccolato Medicarb

Mercoledì

Colazione: 1 bevanda proteica medicarb al cioccolato + 1 frollino all'arancia ricoperto di cioccolato

Pranzo: 200 g di filetti di tonno all'olio sgocciolato + 80 g cavolfiori

Spuntino: 3 frollini alla nocciola Medicarb

Cena: 200 g di salmone affumicato + 2 cucchiai di olio extravergine d'oliva + 100 g di avocado + 50 g di pomodori

Coccola serale: 1 porzione di stick al rosmarino Medicarb

Giovedì

Colazione: Budino alla vaniglia Medicarb con frutti di bosco

Pranzo: 100 g di primo sale + 200 g di verza + 2 cucchiai di olio extravergine di oliva

Spuntino: 2 frollini ricoperti di cioccolato Medicarb

Cena: 200 g di filetti di orata + 2 cucchiai di olio extravergine d'oliva + 100 g di avocado + 50 g di pomodori

Coccola serale: 1 mousse al cioccolato con bevanda proteica Medicarb

Venerdì

Colazione: 100 g di ricotta + 2 bon bon Medicarb sbriciolati. Amalgamare il tutto

Pranzo: 150 g di mozzarella di bufala + 200 g di pomodori + 2 cucchiai di olio extravergine di oliva

Spuntino: Smoothie con bevanda proteica al mirtillo Medicarb

Cena: 200 g di filetti di tonno sgocciolato + 2 cucchiai di olio extravergine d'oliva + 200 g di insalata mista

Coccola serale: 1 budino al cioccolato Medicarb

Sabato

Colazione: 1 bevanda proteica vegana a vaniglia + 30 g di scaglie di cioccolato extra fondente al 90%

Pranzo: 160 g di polpettone + 100 g di rucola + 30 g di grana in scaglie

Spuntino: 30 g di mandorle

Cena: 1 porzione di fusilli alle zucchine Medicarb + 2 cucchiai di olio extravergine d'oliva + 200 g di insalata mista

Coccola serale: 3 frollini con gocce di cioccolato Medicarb

Domenica

Colazione: Bevanda a base di mandorla senza zuccheri + 20 g cioccolato extra fondente al 90% + 3 frollini con gocce di cioccolato Medicarb

Pranzo: 200 g di calamari grigliati + 30 g grana in scaglie + 100 g di rucola + 30 g di olive + 4 cucchiai di olio extravergine di oliva

Cena: 1 bevanda proteica al cioccolato Medicarb

Coccola serale: 2 bon bon Medicarb

CONCLUSIONI

Nonostante le diete chetogeniche siano conosciute ormai da un secolo ed hanno dimostrato di essere efficaci in numerose patologie, come abbiamo visto in questo libro, ancora oggi esiste una grande confusione di cosa sia realmente una dieta chetogenica. Spesso viene demonizzata come dieta iperproteica, che crea acidosi, anche tra i medici e i nutrizionisti, e queste credenze sono spesso frutto della mancata informazione e conoscenza.

La dieta chetogenica è ormai riconosciuta come efficace da numerose società scientifiche mondiali in patologie metaboliche, nell'obesità, nel trattamento di patologie neuronali e addirittura si studiano gli effetti positivi su alcuni tipi di tumori.

I numerosi protocolli chetogenici permettono ormai di trovare la giusta aderenza al piano nutrizionale in base ai propri ritmi e stili di vita, ma il problema principale è il "fai da te!". Ormai trovare una dieta chetogenica su internet o sui social è facilissimo e qualsiasi persona può cimentarsi nella sua applicazione, purtroppo non senza rischi.

Come abbiamo visto i protocolli chetogenici non sono facilmente maneggevoli e possono portare effetti collaterali non da poco se non ben strutturate. Oltremodo per le loro caratteristiche non possono essere seguite in presenza di alcune patologie. Ci sono dunque delle controindicazioni che non possono essere messe in disparte.

Hanno ragione, dunque, alcuni medici a dire che la dieta chetogenica fa male?

Si! La dieta chetogenica può far male se non inserita nel contesto giusto e contestualizzata nella sua giusta indicazione. Inoltre, anche se ci fossero tutti i presupposti per poterla seguire non tutti riescono a portarla a termine essendo una dieta estrema. È per questo che è una dieta fortemente polarizzante; c'è chi la ama e chi la odia! Eliminare i carboidrati non è facile e ci vuole una forte motivazione per farlo. Le uscite con gli amici o con i familiari al ristorante, pizzeria o fuori porta possono essere complicate. Oltretutto molte persone subiscono una sorta di crisi di astinenza da carboidrati diventando irascibili, nervose, intrattabili. Questo ci fa capire perché la dieta chetogenica non è per tutti al di là delle implicazioni sulla salute.

La motivazione a seguire una dieta chetogenica spesso deriva proprio dal benessere generale, soprattutto in presenza di patologie invalidanti come il dolore cronico, l'emicrania, deficit metabolici ecc. e purtroppo alcune persone e in molti casi anche bambini, sono costretti a seguire questi regimi dietetici a vita.

Per fortuna il 90% delle persone che seguono un protocollo chetogenico possono tranquillamente lasciarsi andare ad uno sgarro o permettersi un pasto libero senza vanificare i risultati ottenuti fino a quel momento. La creatività di molte persone che seguono le diete chetogeniche da lungo tempo ha permesso anche di rendere questi protocolli più maneggevoli. Torte, biscotti e ricette Keto ne sono una prova!

In conclusione, quello che mi preme dirti è che se sei disposto a seguire un regime chetogenico non farlo, almeno nelle fasi iniziali, in totale autonomia, ma cerca sempre di trovare uno medico o nutrizionista specializzato che ti indirizzi sulla giusta via.

LE DIETE CHETOGENICHE

ANNOTAZIONI

LE DIETE CHETOGENICHE

LE DIETE CHETOGENICHE

ROBERTO ULIANO

Da 20 anni lavora come Nutrizionista a Roma, Napoli, Castellammare di Stabia. È consulente e scrittore nel campo delle scienze dell'alimentazione presso diverse testate giornalistiche come Viveresaniebelli, Silhoutte, For Men Magazine.

Nel 2012 è stato consulente scientifico della testata "Baby Chef", rivista di educazione alimentare per i bambini.

Già autore dei libri "La TUA dieta – dalla motivazione alla flessibilità metabolica" e "Nutrire la fertilità".

È docente dal 2011 di Nutrizione Clinica Applicata presso la Scuola di Nutrizione Salernitana.

Il suo obiettivo è quello di insegnare la nutrizione in pratica. Ha una Pagina Facebook, Instagram e un canale Youtube con più di 50000 followers dove ogni giorno pubblica articoli sulla nutrizione e su come imparare a mangiare bene.

www.ingramcontent.com/pod-product-compliance
Lightning Source LLC
Chambersburg PA
CBHW071406210526
45465CB00001B/268